老年人个性化需求系列教材

本教材适用于高技能人才培训基地康养高技能人才培训

介助照护

JIEZHU ZHAOHU

总主编◎田奇恒

主　编◎郑　蕾　张　墨

重庆大学出版社

图书在版编目（CIP）数据

介助照护 / 郑蕾，张墨主编. --重庆：重庆大学
出版社，2023.10
老年人个性化需求系列教材
ISBN 978-7-5689-4121-1

Ⅰ. ①介… Ⅱ. ①郑… ②张… Ⅲ. ①老年人—护理
—教材 Ⅳ.①R473

中国国家版本馆CIP数据核字（2023）第150426号

介助照护
JIEZHU ZHAOHU

主编：郑 蕾 张 墨
策划编辑：胡 斌 张羽欣
责任编辑：胡 斌 版式设计：张羽欣
责任校对：王 倩 责任印制：张 策

*

重庆大学出版社出版发行
出版人：陈晓阳
社址：重庆市沙坪坝区大学城西路21号
邮编：401331
电话：（023）88617190 88617185（中小学）
传真：（023）88617186 88617166
网址：http://www.cqup.com.cn
邮箱：fxk@cqup.com.cn（营销中心）
全国新华书店经销
重庆愚人科技有限公司印刷

*

开本：787mm×1092mm 1/16 印张：15.75 字数：356千
2023年10月第1版 2023年10月第1次印刷
ISBN 978-7-5689-4121-1 定价：58.00元

"老年人个性化需求系列教材" 编委会

总 主 审: 郭小忠(中国社会福利与养老服务协会)

编审委员: 罗　　志(湖南开放大学)

郭小忠(中国社会福利与养老服务协会)

任　　波(重庆城市管理职业学院)

赵红岗(北京社会管理职业学院)

田奇恒(重庆城市管理职业学院)

总 主 编: 田奇恒(重庆城市管理职业学院)

秘　　书: 郑　　蕾(重庆城市管理职业学院)

雷靳灿(重庆城市管理职业学院)

《介助照护》编委会

主　编: 郑　蕾（重庆城市管理职业学院）

张　墨（重庆城市管理职业学院）

副主编: 姚　珍（重庆城市管理职业学院）

肖亚娟（重庆城市管理职业学院）

李红旭（重庆城市管理职业学院）

参　编:（按姓氏笔画排序）

吕永航（重庆城市管理职业学院）

刘　浪（西南大学医院）

吴雪莲（西南大学医院）

郑　兵（西南大学医院）

唐　祯（重庆渝西职工医院）

彭余悦（西南大学医院）

行业顾问: 金　日（重庆养韵养老服务有限公司）

总　序

　　我很荣幸为本套"老年人个性化需求系列教材"写序言。这是一套创新性的活页式教材，旨在为老年照护服务提供全方位的指导和支持。本套教材的编写，紧密结合了党的二十大报告和国家"十四五"规划提出的实施积极应对人口老龄化国家战略的要求，充分参考国内外相关资料，密切结合行业特色，力求做到科学、权威、实用。

　　人口老龄化是当今世界面临的重大挑战之一，也是中国社会发展的重要课题。中国人口老龄化的特点是规模大、程度深、速度快，给经济社会带来了巨大的压力和影响。如何动员全社会力量，实现健康老龄化，事关国家发展全局，也事关亿万百姓福祉。老年照护服务是应对人口老龄化的重要内容，也是保障老年人基本权益和尊严的必要条件。老年照护服务不仅涉及自理、失能、失智等不同类型的老年人，还涉及介助、安宁等不同阶段的照护需求，同时需要有适合的辅助器具和设备。因此，老年照护服务既需要有专业的知识和技能，也需要有规范的标准和流程。

　　本套教材正是基于这样的背景和需求而编写的，采用活页形式，涵盖自理老年人照护、介助照护、失智老年人照护、失能老年人照护、安宁照护、现代养老辅助器具的选择与应用六大专业模块的关键技能点，针对老年人生命周期进行教学资源开发。每个模块都包含理论知识、操作技能、案例分析、评估测试等内容，既有理论指导，又有实践操作，既有基础知识，又有前沿动态。本套教材不仅提供了最新的知识和技术，还按照国家标准形成了标准化操作流程，有助于促进"岗课赛证"一体化建设。这将有助于提高从业人员的水平和素质，为老年人提供高质量、全面、温馨的照护服务。

我相信本套教材将为您提供有价值的知识，帮助您更好地了解老年照护服务。最后，我要感谢本套教材的编委团队，他们的辛勤工作和专业知识使这套教材变得如此丰富和实用。我也要感谢您选择了本套教材，希望您能从中受益，并为推动我国老年照护服务事业作出贡献。

中国社会福利与养老服务协会副会长

重庆市养老服务协会会长

2023年7月

前　言

　　中国的老龄化情况日益严重，截至2021年末，全国60周岁及以上老年人口26736万人，占总人口的18.9%；全国65周岁及以上老年人口20056万人，占总人口的14.2%；全国65周岁及以上老年人口抚养比20.8%。为面对人口结构转变带来的挑战，习近平总书记在党的二十大报告中明确提出实施积极应对人口老龄化国家战略，发展养老事业和养老产业，优化孤寡老人服务，推动实现全体老年人享有基本养老服务。实现老有所养、老有所依，不仅包括物质帮助，更重要的是照护服务、关爱服务等内容。

　　《介助照护》教材的编写，旨在提高老年人的生活质量，最大限度地实现老年人的人生价值。在这本活页式教材中，我们将介绍一系列老年介助相关的技能和任务，以帮助那些独立生活有困难的老年人。本书包括5个技能模块，分别是介助准备、生活介助、健康照顾、应急照顾和康复训练，共33个老年介护相关专业技能。这些技能模块和专业技能的选取以实用性为导向、以技能为核心，并以单个技能点进行单独编号。通过技能习得，旨在帮助相关专业学生、介助服务人员、老年人自身及家庭亲属等习得相关技能。

　　本教材旨在为老年人提供更好的照顾服务，使他们能够更加独立自主地生活。同时，本书也可作为培训介助服务人员的一种方式，帮助他们更好地提供服务。我们希望，通过对本书模块技能的学习，读者可以更加了解老年介助的相关技能和知识，从而提高老年人的生活质量。

　　本教材由多所职业院校从事一线老年康养教学、研究的教师和研究者，在多年从事相关专业教学和实践的基础上，共同合作编成，在此向各位编委在成稿过程中付出的辛勤劳动表示衷心的感谢！最后，感谢所有为本书提供支持和帮助的人们，包括专业学者、行业一线工作人员和老年人自身及其家庭亲属。我们相信，在大家的共同努力下，本教材一定能够为老年人的健康生活带来积极的改变。

新编教材难免存在缺陷和不足，甚至不妥之处，恳请使用教材的广大师生、读者和介助服务从业人员批评、指正。

主编

2023年7月

目 录

模块 1：介助准备

【模块描述】

根据我国 2001 年 2 月颁布的《老年人社会福利机构基本规范》规定，将介助老年人（The Device-aided Elderly）定义为：日常生活行为依赖扶手、拐杖、轮椅和升降等设施帮助的老年人。介助老年人是指处于自理与介护之间的老年人，其体力和智力等生理机能衰退较明显，生活基本自理，但行动能力较弱，生活行为需要依赖扶手、拐杖、轮椅、升降设施等辅助设备。通过介助照护相关技能的学习，可以有效提高介助老年人的能力，减缓其向介护老年人的转变，同时提高他们的生活质量和养老服务质量。

【学习目标】

掌握

（1）与老年人沟通与交流的常用方法。

（2）能结合老年人生活习惯书写照护日程。

（3）能通过全身观察，反映存在的问题。

（4）能对老年人开展脉搏、心率、呼吸、血压、体温测量等活动。

熟悉

（1）老年护理的相关等级。

（2）用 ICF 的方法融入老年人介助方案制订。

（3）接纳老年人对于环境布置的个性化习惯。

（4）熟悉老年人全身观察的注意事项。

了解

（1）人口老龄化情况。

（2）与老年人沟通的常用技巧。

（3）操作准备、环境打造等内容的内涵。

（4）在老年照护工作中，形成团队工作的意识。

技能 1
了解老年介助（JZ-1）

【技能目标】

知识目标

（1）明确老年护理的等级以及什么是介助服务。

（2）掌握为老年人服务的基本原则。

能力目标

（1）能够用有效的方法与老年人进行沟通交流。

（2）能在愉悦的环境下对老年人开展周到的服务。

（3）能制订完善的介助老年人服务方案。

素质目标

（1）仔细观察老年人的需求，按照个人需求进行介助服务准备。

（2）形成介助服务相关工作团队，为改善老年生活提供全方位服务。

【相关知识】

一、人口老龄化情况概述

人口老龄化：人口老龄化是指人口生育率降低和人均寿命延长导致的总人口中因年轻人口数量减少、年长人口数量增加而导致的老年人口比例相应增长的动态。其中包括两个含义：一是指老年人口相对增多，在总人口中所占比例不断上升的过程；二是指社会人口结构呈现老年状态，进入老龄化社会。国际上通常的看法是，当一个国家或地区 60 岁以上老年人口占人口总数的 10%，或 65 岁以上老年人口占人口总数的 7%，即意味着这个国家或地区的人口处于老龄化社会。

2019 年 11 月，中共中央、国务院印发了《国家积极应对人口老龄化中长期规划》。2021 年 5 月 11 日，第七次全国人口普查结果显示，中国 60 岁及以上人口占比超 18%，人口老龄化程度进一步加深。党的二十大报告也明确提出"实施积极应对人口老龄化国家战略"，为新时代我国养老服务事业发展提供了政策指导，并且将其战略目标、路径与行动方案呈现出来。

二、相关定义

1. 老年护理等级分类

（1）自理级。年龄在 60 岁以上，无慢性病，身体健康，日常生活完全能自理，思维正常，判断能力、沟通能力正常。

（2）介助级。年龄 60 岁以上，各种慢性病（传染病、精神病除外）如高血压、心脏病、糖尿病、支气管炎、脑血管病等稳定期；年龄偏大（年龄在 80 岁以上）意识清醒、大小便能自控，能独立行走，有正常的思维、判断、沟通能力。

（3）介护级。日常生活需要部分协助方能完成，如：穿衣、如厕、梳洗，能独立进食，肢体有残疾，能借助器械独立进行户外活动，大小便能自控，位置移动需要部分协助，健忘、沟通判断能力弱。

2. 介助服务

一般意义上，介助服务是指为介助老年人提供必需的服务，包括餐饮、洗衣、家政、医疗提醒和日常活动方面的帮助。介助服务通常被认为低于专业护理一到两级，也可以称为"个人照料"（Personal Care）。介助岗位对老年人提供全流程照护服务与管理，包括日常生活照护服务、护理技术服务、康复服务和心理护理。即为介助老年人提供保持老年人人生连续性和个体特性的健康服务，在维护老年人生命尊严、提升生命质量等方面进行全方位服务。

【技能导入】

王大爷今年 69 岁，有轻度老年痴呆和精神障碍，独居无子女，有一哥哥居住在附近小区。他平时独来独往，甚少与人交流，家中堆放着各式瓶瓶罐罐、废纸箱、旧袋子以及老旧的家具，残留油渍的厨具餐具随处摆放，似乎很少用心清洁。

【技能分析】

一、主要健康问题

（1）轻度老年痴呆：主要表现为智力机能开始变得低下，导致王大爷不如年轻时那么灵活，记忆力明显衰退。

（2）轻度精神障碍：主要表现为偏执型人格，性格孤僻，不爱与人交流。

二、主要社会问题

缺乏社会支持系统：王大爷的精神障碍主要与独子意外离世，妻子因病过世密切相关。社会支持网络系统理论认为，一个人所拥有的社会支持网络越强大，就能够越好地应对各种来自环境的挑战。那么，要帮助服务对象获得新生，更为关键的是帮助他重建支持系统，让他不再一人面对困境，而是从各种正式或非正式资源中获得脱离困境的力量。

三、主要环境问题

王大爷家中堆放着各式瓶瓶罐罐、废纸箱、旧袋子以及老旧的家具，残留油渍的厨具餐具随处摆放，表示该环境不适合老年人独自居住，除了加强居住清洁以外，还需要进行适当的适老化改造，避免意外发生。

四、介助准备期间服务目标

（1）确认"以服务对象为本"的服务目标。

（2）提高服务对象沟通与交流的意愿。

（3）寻求社会支持与帮助。

【技能实施】

一、操作流程

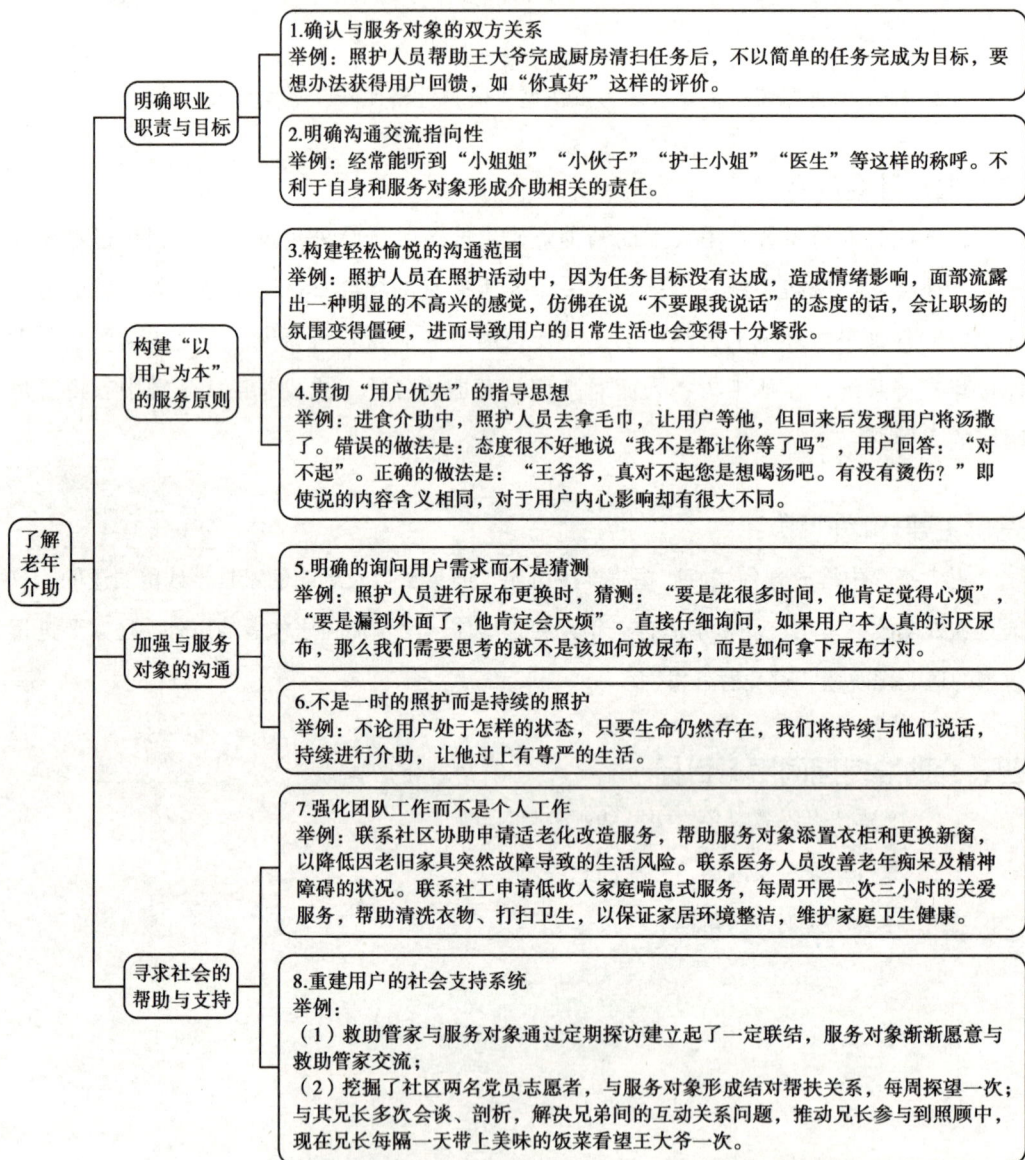

了解老年介助

明确职业职责与目标

1.确认与服务对象的双方关系
举例：照护人员帮助王大爷完成厨房清扫任务后，不以简单的任务完成为目标，要想办法获得用户回馈，如"你真好"这样的评价。

2.明确沟通交流指向性
举例：经常能听到"小姐姐""小伙子""护士小姐""医生"等这样的称呼。不利于自身和服务对象形成介助相关的责任。

构建"以用户为本"的服务原则

3.构建轻松愉悦的沟通范围
举例：照护人员在照护活动中，因为任务目标没有达成，造成情绪影响，面部流露出一种明显的不高兴的感觉，仿佛在说"不要跟我说话"的态度的话，会让职场的氛围变得僵硬，进而导致用户的日常生活也会变得十分紧张。

4.贯彻"用户优先"的指导思想
举例：进食介助中，照护人员去拿毛巾，让用户等他，但回来后发现用户将汤撒了。错误的做法是：态度很不好地说"我不是都让你等了吗"，用户回答："对不起"。正确的做法是："王爷爷，真对不起您是想喝汤吧。有没有烫伤？"即使说的内容含义相同，对于用户内心影响却有很大不同。

加强与服务对象的沟通

5.明确的询问用户需求而不是猜测
举例：照护人员进行尿布更换时，猜测："要是花很多时间，他肯定觉得心烦"，"要是漏到外面了，他肯定会厌烦"。直接仔细询问，如果用户本人真的讨厌尿布，那么我们需要思考的就不是该如何放尿布，而是如何拿下尿布才对。

6.不是一时的照护而是持续的照护
举例：不论用户处于怎样的状态，只要生命仍然存在，我们将持续与他们说话，持续进行介助，让他过上有尊严的生活。

寻求社会的帮助与支持

7.强化团队工作而不是个人工作
举例：联系社区协助申请适老化改造服务，帮助服务对象添置衣柜和更换新窗，以降低因老旧家具突然故障导致的生活风险。联系医务人员改善老年痴呆及精神障碍的状况。联系社工申请低收入家庭喘息式服务，每周开展一次三小时的关爱服务，帮助清洗衣物、打扫卫生，以保证家居环境整洁，维护家庭卫生健康。

8.重建用户的社会支持系统
举例：
（1）救助管家与服务对象通过定期探访建立起了一定联结，服务对象渐渐愿意与救助管家交流；
（2）挖掘了社区两名党员志愿者，与服务对象形成结对帮扶关系，每周探望一次；与其兄长多次会谈、剖析，解决兄弟间的互动关系问题，推动兄长参与到照顾中，现在兄长每隔一天带上美味的饭菜看望王大爷一次。

二、操作注意事项

（1）要求获得积极的职业回馈有助于双方共同构建长期关系。因此，不要因为不好意思而默默无闻地进行介助服务。

（2）建立全方位服务的思想。包括医疗、社会、心理等多方面进行介助服务，而不是进行单一项目的帮助。

（3）加强团队合作。以服务对象能够融入社会，恢复自我生活能力为最终服务目标。

（4）不要半途而废。加强对用户全生命周期的服务与跟进。

【实践思考】

（1）如果王大爷始终对你的沟通交流不予理睬，你要如何处理这样的问题？

（2）随着年龄的增长，王大爷的兄长无法继续看望他，社会支持系统面临中断，你将如何应对？

【技能工单】

技能名称	了解老年介助	学时		培训对象	
学生姓名		联系电话		操作成绩	
操作设备		操作时间		操作地点	
技能目的	1.明确职业内容，建立职业荣誉感。 2.学会如何与介助老年人进行交流沟通。 3.能够明确分析介助老年人的具体服务需求。 4.能够有效提出服务对象的服务方案和工作小组成员。				
技能实施	明确职业	1. 2.			
	服务职责	1. 2.			
	沟通强化	1. 2.			
	社会支持	1. 2.			
	自我评价				
教师评价					

【活页笔记】

技能名称	了解老年介助	姓名		学号	
实践要求	结合任务实施流程，开展实践练习。模拟与老年人沟通与交流情境并提出服务整体方案。				
实践心得体会					
反思与改进					
教师评价					

技能 2
介助人员伦理道德（JZ-2）

教学视频

【技能目标】

知识目标

（1）理解介助人员伦理道德的定义和内涵。

（2）掌握职业道德相关的工作内容。

（3）熟悉工作场景中应有的注意事项。

能力目标

（1）能将老年照护人员职业守则运用到具体工作中。

（2）能将职业素质外化为职业行为。

（3）能在工作场景中按照卫生要求、着装要求和工作要求进行职业操作。

素质目标

（1）将职业素质、业务素质和能力素质进行有机地结合与融入。

（2）在与老年人沟通与交流过程中，切不能让老年人过度激动，以免引起疾病发生。

（3）能够接纳不能用言语而使用手势或者书写交流习惯的老年人，切不可催促老年人表达。

（4）在与老年人沟通与交流过程中，应保证尊重，保护老年人隐私。

【相关知识】

一、职业道德的定义

职业道德是同人们的职业活动紧密联系的符合职业特点所要求的道德准则、道德情操与道德品质的总和，它既是对本职人员在职业活动中行为的要求，又是职业对社会所负的道德责任与义务。

二、老年照护人员应遵守的职业道德

（1）举止端庄，文明礼貌，遵纪守法。

（2）热爱老年照护服务工作，忠于职守，履行岗位职责。

（3）以人为本，根据老年人生理、心理、社会等方面的需求，在岗位上体现尊老、爱老、孝老的理念，为老年人提供优质的照护服务。

（4）尊重老年人的人身权利，注意保护老年人的隐私，自觉维护老年人的权益。

（5）认真学习专业技术，在工作中精益求精，不断提高专业服务能力。

（6）对同事以诚相待、互敬互让、取长补短、团结合作，具备良好的沟通协调能力。

（7）廉洁奉公、严于律己，不接受老年人及其家属馈赠，不言过其实，不弄虚作假。

（8）自尊自爱，自信自强，自觉奉献老年照护事业。

三、老年照护人员的职业守则

（1）尊老敬老，以人为本。

（2）孝老爱亲，弘扬美德。

（3）遵章守法，自律奉献。

（4）服务第一，爱岗敬业。

四、老年照护人员的素质要求

随着社会的发展，老年人对健康的需求不断增加，老年人不仅希望活得长，更希望活得好，活得有质量。为了满足老年人身心、社会各方面的需求，要求老年照护人员具有较高的素质。

1. 职业素质

（1）高度的责任心、爱心、细心、耐心与奉献精神。照护人员要有高尚的品格，勇于奉献，尊重老年人的人格，工作中要全身心地为老年人提供个性化的最佳护理服务，使老年人感到安全、舒适。

（2）良好的职业道德。对老年人要严肃认真，一丝不苟，严格履行岗位职责，无论老年人处于昏迷还是清醒状态，是否患有老年痴呆症或精神疾患，均应自觉地对老年人的健康负责。

（3）良好的沟通技巧和团队合作精神。照护人员必须具备良好的沟通技巧和团队合作精神，促进专业人员、老年人及其照顾者之间的沟通与交流，及时发现并解决问题。

2. 业务素质

为了实现健康老龄化和积极老龄化的目标，要求照护人员不断地更新老年护理知识结构，钻研业务，不断提高自己的业务素质。

3. 能力素质

老年人的健康状况复杂多变，要求护理人员必须具备敏锐的观察能力、准确的判断能力、解决问题的能力、预见能力、激发老年人自我护理的能力等。

【技能导入】

小刘，女，24岁，在一家大型康养中心从事一线照护工作两年。作为一名年轻女孩，小刘喜欢化浓妆、穿高跟鞋，最近还漂染了渐变粉色的头发。上班时身穿的工作服却总是皱皱巴巴的，有了污渍也不及时更换和清洗。在照护老年人的过程中，她也不喜欢听老年人讲话，与老年人的交流甚少，为了提高工作效率，经常在很多事情上替老年人做主，按照自己的意愿安排老年人的生活起居。近日，单位业务要扩大，需要在内部员工中选拔一名具有一定管理经验的照护组长，小刘主动参加了竞聘，遗憾的是，她失败了。

【技能分析】

一、照护人员着装问题

小刘喜欢化浓妆、穿高跟鞋，最近还漂染了渐变粉色的头发。

（1）妆容：老年照护人员应该保持面部洁净，可略微有淡妆，但是不可化浓妆，喷洒味道刺鼻的香水。

（2）头发：老年照护人员应该勤洗头、定期修剪和清洁头发。

（3）鞋袜：老年照护人员应穿戴轻便软底工作鞋，配上肤色相近袜子，忌颜色鲜艳或色彩复杂。

二、照护人员卫生礼仪

小刘上班时身穿的工作服却总是皱皱巴巴的，有了污渍也不及时更换和清洗。

老年照护人员应该养成良好的卫生习惯，勤刷牙、勤洗澡、勤更换衣物，保持身体整洁无异味。

三、照护人员服务态度

小刘在为老年人提供服务时，为了提高工作效率，选择了替老年人做主，随意安排老年人起居生活，没有做到服务态度中的耐心周到和相互尊重，对于反应较慢的老年人，应该多重复几遍或者贴近老年人讲话，耐心解释，细心观察容易被忽略的安全风险。同时应该关心和体贴老年人，理解和了解老年人的健康状况，按照他们的需求安排老年人的生活起居。

四、照护人员沟通技巧

小刘在对老年人提供照护时，不喜欢听老年人讲话，与老年人交流甚少，很容易忽略老年人的个体需求。因此，应该做到言语恰当，积极主动地倾听和观察，并努力提取关键话语，避免发生误会。

【技能实施】

一、操作流程

```
                              ┌─ 卫生要求 ─┬─ 1.双手卫生
                              │            │   采用"七步洗手法",定期修剪指甲,注意指甲清洁。
                              │            │
                              │            ├─ 2.日常卫生
                              │            │   养成良好的个人卫生习惯,注重个人清洁。
                              │            │
                              │            ├─ 3.头发卫生
                              │            │   勤洗头,定期修剪头发,刘海不过眉,长发需将头发束于脑后
                              │            │   或使用发网,避免头发或头屑掉落。
                              │            │
                              │            └─ 4.妆容礼仪
                              │                保持面部洁净,可使用淡妆,避免浓妆艳抹。
     老年照护 ────────────────┤
     伦理道德                 ├─ 着装要求 ─┬─ 5.规范着装
                              │            │   应该穿着正式工作服装,并保证服装干净整洁。
                              │            │
                              │            └─ 6.配饰要求
                              │                养老服务人员应尽量不带配饰,如确需戴,应以简洁淡雅为宜。
                              │
                              └─ 工作要求 ─┬─ 7.服务周到
                                           │   应该注意服务过程中的文明礼貌用语;主动热情打招呼;耐心
                                           │   周到,细心观察服务过程中的问题,相互尊重,互相理解。
                                           │
                                           └─ 8.交流沟通
                                               交谈时态度诚恳,富有感情,注意老年人隐私,避免谈论隐私
                                               问题,遇到矛盾不急不躁,不强词夺理,态度激动。
```

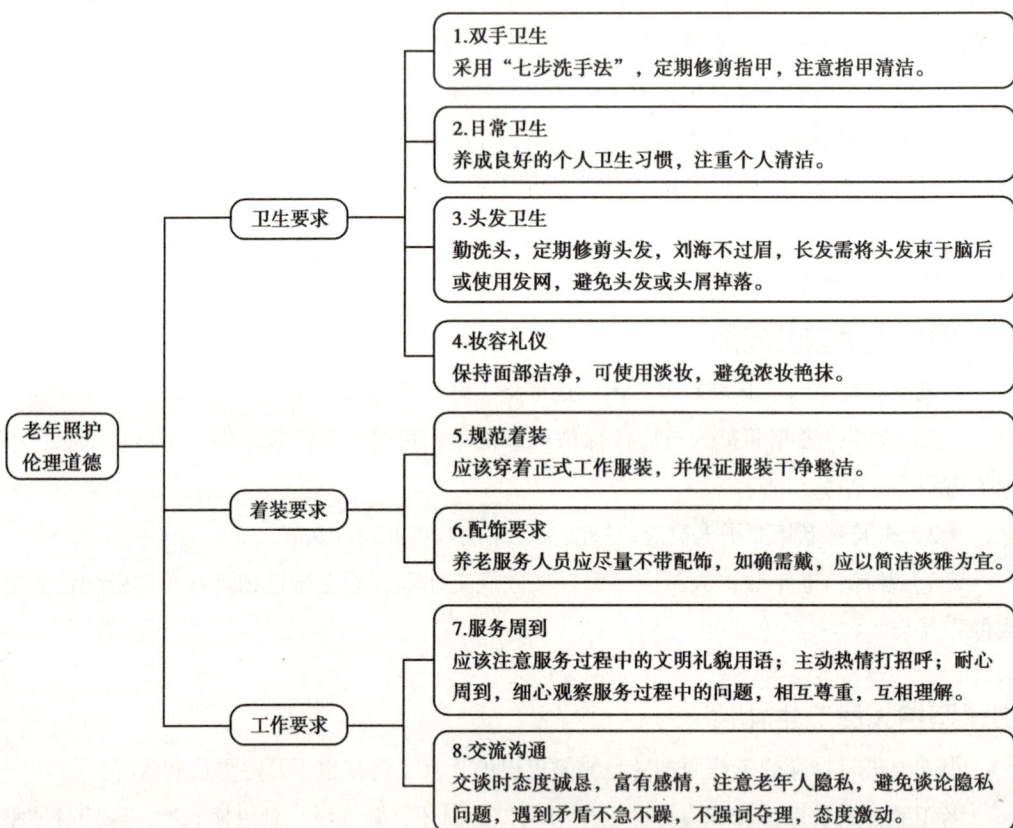

二、操作注意事项

（1）沟通是提高照护人员基本素质的基础。沟通是人与人之间交流意见、观点、情感的过程，是对老年人提供照护服务的重要手段。与老年人沟通，需要不断提高护理人员的基本素质，老年照护人员只有具备健康的心理，乐观开朗、稳定的情绪，较强的自控能力，宽容豁达的胸怀，才能拥有对老年人真诚相助的态度，形成有效的服务。

（2）沟通的技巧需要在工作中不断提高。老年照护人员刚从学校毕业，在面对各种类型的老年人时，一方面，需要通过学习相关理论不断强化相应的知识和沟通技巧，另一方面，要在实践工作中不断细心观察，总结分析。

【实践思考】

（1）小刘为什么会竞聘失败？

（2）小刘在照护过程中表现出的哪些行为不符合老年照护人员的素质要求？

（3）如果你是小刘，你准备如何改进你的工作？

【技能工单】

技能名称	介助人员伦理道德	学时		培训对象	
学生姓名		联系电话		操作成绩	
操作设备		操作时间		操作地点	
技能目的	1.明确老年照护人员应该遵守的职业道德。 2.明确职业活动中应该进行的活动准备。 3.能够合理着装、干净整洁、态度良好地为老年人提供服务。				
技能实施	卫生要求	1. 2. 3. 4.			
	着装要求	1. 2.			
	工作要求	1. 2.			
	自我评价				
教师评价					

【活页笔记】

技能名称	介助人员伦理道德	姓名		学号	
实践要求	结合任务实施流程，开展实践练习。模拟对老年人照护工作的场景进行角色扮演。				
实践心得体会					
反思与改进					
教师评价					

技能 3
ICF 的理解与融入（JZ-3）

【技能目标】

知识目标

（1）了解大健康的概念。

（2）了解 ICF 和 ICFSR。

能力目标

（1）能够用 ICF 六要素进行具体案例分析。

（2）能够用 ICFSR 进行老年人虚弱问题管理。

素质目标

（1）全面融入老年人的生活，尽量消除环境不友好因素。

（2）从多个维度分析和理解老年人的虚弱问题。

（3）为老年人建立友善、和谐的适老化环境。

【相关知识】

一、"大健康"概念的四个维度

世界卫生组织（World Health Organization，WHO）对健康的定义为"健康不仅仅是消除疾病或虚弱，而是一种身体、精神与社会环境适应的完好状态"。目前人们普遍关注的是老年人的疾病与虚弱，以及因疾病导致的基本生活能力丧失，但这并非科学完整的"大健康"概念。一个科学完整的"大健康"概念应该由以下四个维度构成：①没有身体功能损伤；②没有认知障碍或心理疾病；③社会参与功能正常；④环境的支撑（公共卫生改善、适老化改造）。

二、ICF 的定义

2001 年 5 月 22 日举行的第 54 届世界卫生大会正式通过了《国际功能、残疾和健康分类》（International Classification of Functioning, Disability and Health，ICF）。ICF 分类系统的最终目的是要建立一种统一的、标准化的术语系统，以对健康状态的结果进行分类，并提供参考性的理论框架。该分类系统所依据的是在身体、个体和社会水平的健康状态所发生的功能变化及出现的异常。ICF 不是对疾病、障碍或损伤进行分类，ICF 采用不同的方法来描述个体的健康状态（功能）。非健康状态可能是患急性或慢性疾病、功能失调、损伤或创伤，而健康状态，诸如怀孕、老龄化等则可能在一定环境中存在功能障碍。总之，ICF 提供了一种新的理论与应用模式，它不仅可以对疾病进行诊断，注意健康状态的结果，并且建立了一种国际性的术语系统（图 1-3-1）。

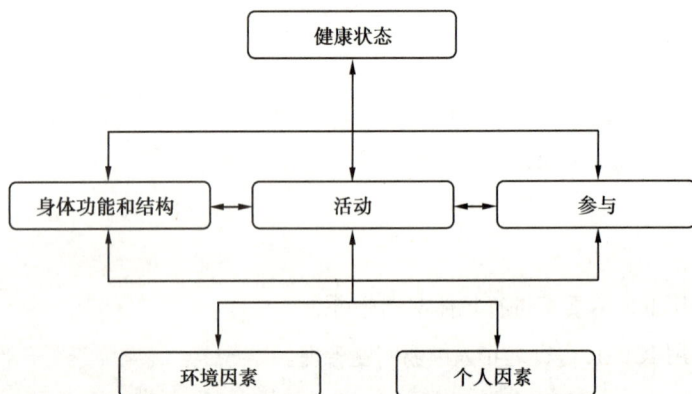

图 1-3-1 　ICF 理论模式

三、ICFSR 老年衰弱指南

在发展 ICF 的基础上，国际衰弱和肌肉减少症研究会议工作组（International Conference of Frailty and Sarcopenia Research，ICFSR）于 2020 年 11 月 15 日发布了《指南：初级卫生保健中衰弱的筛查和管理》（以下简称指南），倡导在初级卫生保健中实施老年人衰弱的筛查和管理，并针对衰弱老年人的筛查工具及管理策略提出建议。

四、衰弱

衰弱是由多个生理系统功能衰退导致的老年综合征，表现为体重减轻、肌肉减少、疲惫、行走缓慢等，其是一个缓慢、动态、可逆的过程，涉及多系统的病理生理改变和精神心理变化，能够导致老年人机体退行性改变、易损性增加、抗应激能力减退。

随着年龄的增加，老年人衰弱的患病率也逐渐升高，且女性患病率高于男性。关于衰弱的流行病学调查研究显示，年龄超过 65 岁老年人衰弱的患病率为 4.0%~27.8%，80 岁以上者高达 20.0%~45.1%。

衰弱、多病、残疾三者常常并存且相互影响，衰弱和多病能够预测残疾；多病又是衰弱和残疾的危险因素；一旦残疾和多病发生，衰弱就很难被预防或逆转。

【技能导入】

王奶奶，72 岁，由于患有小脑萎缩，因此她在生活中很容易跌倒。久而久之，王奶奶出门就很没有安全感，因为怕意外跌倒，逐渐变得不爱外出，和老朋友们也逐渐失去联系。由于长期封闭在家，王奶奶出现了食欲低下、营养不足的问题。又因为长期饮食营养不足，王奶奶日渐消瘦，连假牙也开始不合适了，四肢逐渐变得无力，生活也越来越困难，后来瘫痪在床，基本丧失了活动能力。

【技能分析】

一、根据 ICF 的六要素对王奶奶的虚弱问题进行分析

（1）健康状况：营养不良，四肢无力，瘫痪在床。

（2）身体结构和功能：由于小脑萎缩导致的生活中容易跌倒，消瘦，生活困难。

（3）活动：长期封闭在家，基本丧失了活动能力。

（4）参与：因为瘫痪，无法参与社会生活。

（5）环境因素：在外易跌倒，与朋友失去联系，缺乏社会连接。

（6）个人因素：畏惧跌倒，不爱外出，缺乏社会参与。

二、改进建议

（1）改善骨骼肌肉功能，增强行动能力和整体活力：①进行能够参与的多种锻炼方式；②服用营养补充剂并对其提供饮食指导，改善王奶奶的身体虚弱状况。

（2）预防发生严重的认知障碍，促进心理健康：消除王奶奶不愿意出门的心理恐惧，采取一定的心理干预措施。

（3）向王奶奶提供支持：①评估跌倒风险，进行有针对性的预防跌倒训练；②居住环境的适老化改造，消除可能导致跌倒的环境隐患。

（4）向照护人员提供支持：①评估王奶奶亲属的情感和经济状况，营造适合王奶奶生活的家居氛围；②对王奶奶的照护人员提供心理和社会支持与培训。

【技能实施】

一、操作流程

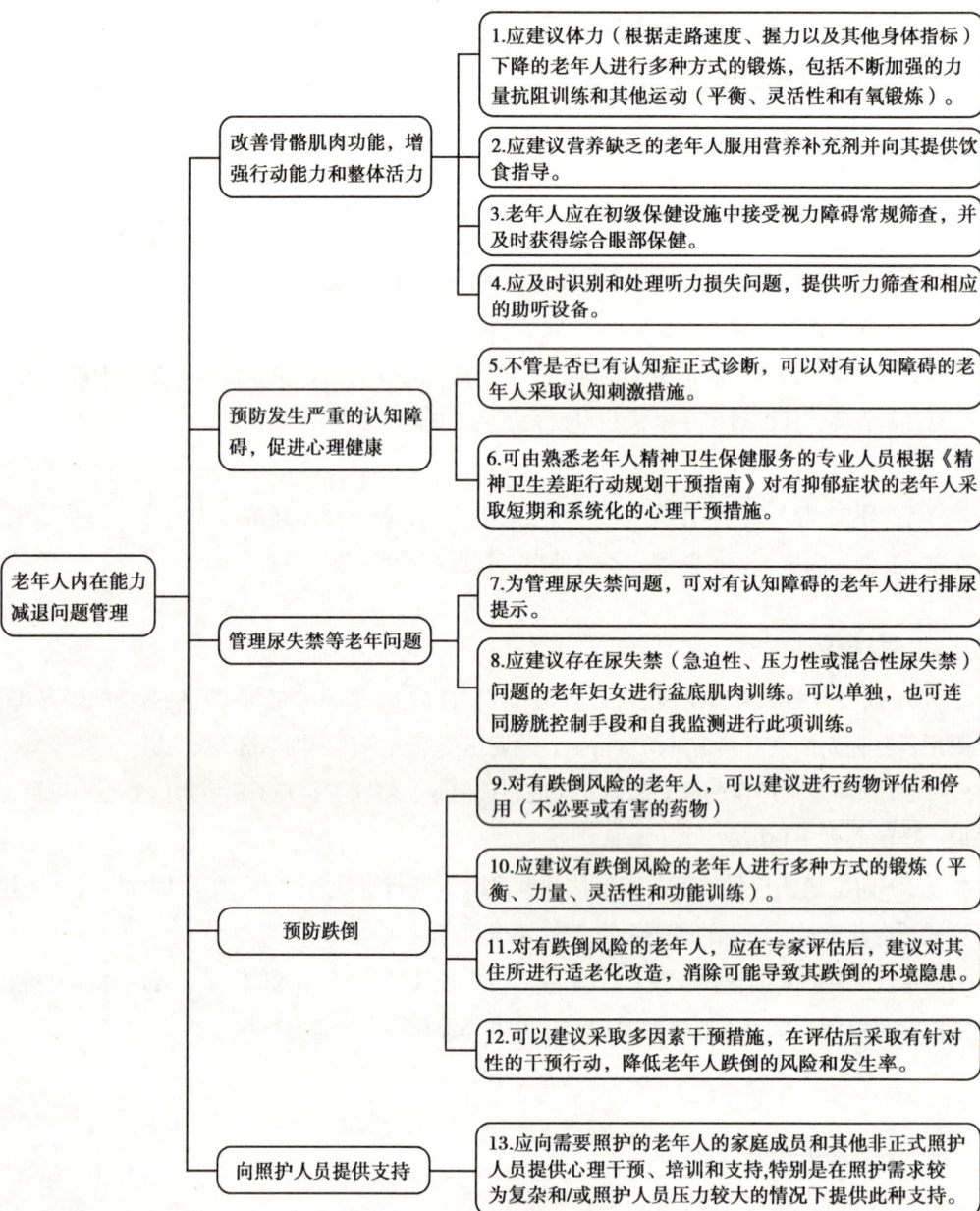

老年人内在能力减退问题管理

改善骨骼肌肉功能，增强行动能力和整体活力

1. 应建议体力（根据走路速度、握力以及其他身体指标）下降的老年人进行多种方式的锻炼，包括不断加强的力量抗阻训练和其他运动（平衡、灵活性和有氧锻炼）。

2. 应建议营养缺乏的老年人服用营养补充剂并向其提供饮食指导。

3. 老年人应在初级保健设施中接受视力障碍常规筛查，并及时获得综合眼部保健。

4. 应及时识别和处理听力损失问题，提供听力筛查和相应的助听设备。

预防发生严重的认知障碍，促进心理健康

5. 不管是否已有认知症正式诊断，可以对有认知障碍的老年人采取认知刺激措施。

6. 可由熟悉老年人精神卫生保健服务的专业人员根据《精神卫生差距行动规划干预指南》对有抑郁症状的老年人采取短期和系统化的心理干预措施。

管理尿失禁等老年问题

7. 为管理尿失禁问题，可对有认知障碍的老年人进行排尿提示。

8. 应建议存在尿失禁（急迫性、压力性或混合性尿失禁）问题的老年妇女进行盆底肌肉训练。可以单独，也可连同膀胱控制手段和自我监测进行此项训练。

预防跌倒

9. 对有跌倒风险的老年人，可以建议进行药物评估和停用（不必要或有害的药物）

10. 应建议有跌倒风险的老年人进行多种方式的锻炼（平衡、力量、灵活性和功能训练）。

11. 对有跌倒风险的老年人，应在专家评估后，建议对其住所进行适老化改造，消除可能导致其跌倒的环境隐患。

12. 可以建议采取多因素干预措施，在评估后采取有针对性的干预行动，降低老年人跌倒的风险和发生率。

向照护人员提供支持

13. 应向需要照护的老年人的家庭成员和其他非正式照护人员提供心理干预、培训和支持，特别是在照护需求较为复杂和/或照护人员压力较大的情况下提供此种支持。

二、操作注意事项

（1）肌肉质量和力量的丧失、灵活性的降低以及平衡问题都会影响行动能力。伴随老化产生的生理变化也可能会影响营养状况，进而影响整体活力和行动能力。与照护计划结合采取干预措施，改善营养和鼓励锻炼身体，可以减缓、阻止乃至逆转内在能力的下降。

（2）老年人往往会丧失听力和／或视力，这限制了他们的行动能力、社会参与和交往程度，并可能会加剧跌倒风险。很容易采用简单和负担得起的办法解决感官问题，例如提供矫正眼镜和助听器，施行白内障手术，进行适老环境改造等。

（3）认知障碍和心理问题往往同时发生。它们影响人们处理日常事务（如理财和购物）的能力以及社会功能。认知刺激疗法极为重要，可以通过开展各种主题的活动以及简单的心理干预措施，预防脑力严重衰退，防止在老年期依赖照护。

（4）跌倒是老年人住院和受伤死亡的主要原因。跌倒原因多种多样，有环境因素（如地毯松散，物品杂乱，光线不足等），也有个体因素（器官异常影响到姿势控制）。运动、理疗、住所适老化隐患评估和改造，以及必要时戒断精神药物，能够降低老年人跌倒风险。

（5）内在能力严重下降的老年人的照护人员面临较大的心理压力和抑郁症风险。照护压力或负担对子女和其他义务照护人员的身体、情感和经济状况造成深刻影响。应评估那些承受压力的照护人员的需求，并向其提供心理和社会支持与培训。

（6）WHO 将内在能力定义为个体的全部体力和脑力的组合；功能发挥则指内在能力与个体所处环境的结合和相互影响。

【实践思考】

（1）环境因素对王奶奶的康复影响主要表现在哪些方面？

（2）有必要对照护人员提供支持吗？请举例说明对照护人员提供支持的方式有哪些？

【技能工单】

技能名称	ICF 的理解与融入	学时		培训对象	
学生姓名		联系电话		操作成绩	
操作设备		操作时间		操作地点	
技能目的	1. 明确 ICF 和 ICFSR。 2. 学会运用 ICF 六要素进行老年衰弱分析。 3. 能够运用 ICFSR 针对具体的服务对象改善其虚弱状况。				
技能实施	改善骨骼肌肉功能,增强行动能力和整体活力	1. 2. 3. 4.			
	预防发生严重的认知障碍,促进心理健康	1. 2.			
	管理尿失禁等老年问题	1. 2.			
	预防跌倒	1. 2. 3. 4.			
	向照护人员提供支持	1. 2.			
教师评价					

【活页笔记】

技能名称	ICF 的理解与融入	姓名		学号	
实践要求	结合任务实施流程,开展实践练习。设定一个具体案例进行 ICF 的评价和分析。				
实践心得体会					
反思与改进					
教师评价					

技能 4
沟通与交流（JZ-4）

【技能目标】

知识目标

（1）理解与老年人沟通与交流的内涵。

（2）掌握沟通与交流过程中的技巧。

（3）熟悉沟通与交流的考虑要点。

能力目标

（1）能运用正确的姿势与老年人沟通与交流。

（2）能运用倾听、接受、共鸣的态度与老年人沟通与交流。

（3）能运用沟通检视表不断演练及检查自己是否和老年人做到有效沟通与交流。

素质目标

（1）能够接纳老年人在沟通与交流过程中的不良情绪及行为。

（2）在与老年人沟通与交流过程中，切不能让老年人过度激动，以免引起疾病发生。

（3）能够接纳不能用言语而用手势或者书写交流习惯的老年人，切不可催促老年人表达。

（4）在与老年人沟通与交流的过程中，应保证尊重，保护老年人隐私。

【相关知识】

一、沟通与交流的重要性

（1）增进感情。通过有效的沟通与交流可以增进照护者与老年人之间的信任感、友情等，也让老年人可以与他人舒适地生活，尤其是第一次见面，有效的沟通与交流可以给老年人好的印象，以促进后期服务的开展。

（2）了解老年人的心理特征及状态，减少心理问题发生。老年人身体机能退化，包括听力、认知能力、反应能力、记忆力减退，而且社会角色弱化，退休在家，容易出现猜疑、失落等情绪，对未来感到没有希望，照护者与老年人有效的沟通与交流可以及时观察到老年人的心理特征，及时干预。

二、沟通与交流的要点

（1）良好的表情管理可以使与老年人沟通交流的过程变轻松。有效的沟通交流需要我们时常面带微笑，在调节老年人心境方面往往比说许多话还有用。切记在沟通与交流过程中不能出现伤心、不满、生气等表情，而面无表情也会让整个谈话过程变得紧张。

（2）选择合适的位置与老年人沟通交流。如果照护员坐在老年人的正面，可能会给老年人造成压迫感。因为老年人在每次说话时都得看着照护员的脸，不论老年人还是照护员都会觉得不太自在。但是，在讲述重要的话题或者有事相求时，坐在正面位置会有非常好的效果。如果照护员与老年人的位置成 90° 坐下的姿态，可以根据需要适当地调节是否看着对方的脸说话，老年人会更加放松。如果照护员横向并排坐在老年人身边，就可以一起查看材料，更容易获得共鸣感，也便于扩展沟通的范围。

【技能导入】

李奶奶，75 岁，在养老院居住。李奶奶的老伴最近去世，她心情非常低落，多次表达"我也想死"，而且李奶奶突然变得很小气，爱唠叨，固执，疑心重。

【技能分析】

一、主要健康问题

受身体机能退化及多种因素影响，老年人常与年轻人表现出不同的心理特征，大部分老年人性格温和、易于交往，部分老年人由于缺乏家庭的关怀、受疾病的折磨，导致生活困难，易产生悲观厌世的心理。

二、制订照护方案

针对李奶奶的心理特征，运用沟通与交流技巧，排解其不良情绪。

三、主要目标

尊重老年人，营造平等关系，减少心理问题的发生。

【技能实施】

一、操作流程

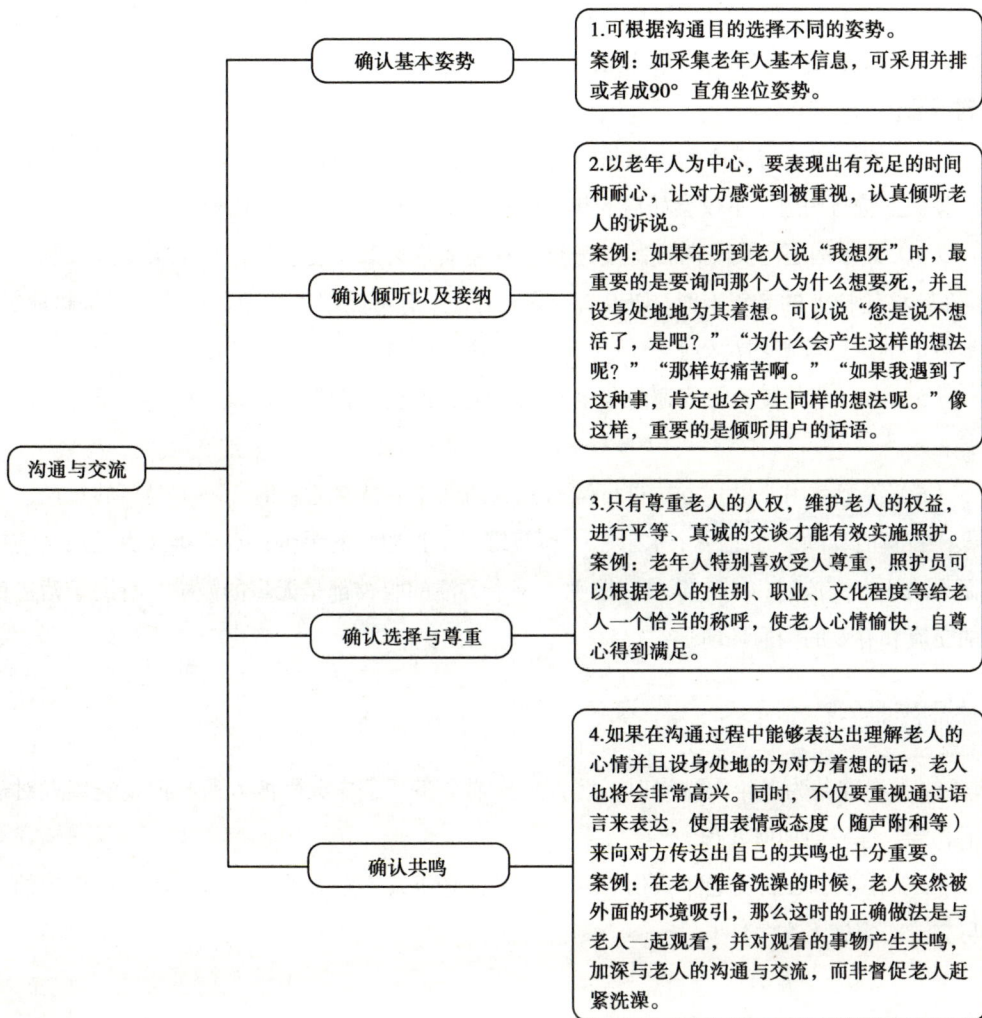

沟通与交流

确认基本姿势
1.可根据沟通目的选择不同的姿势。
案例：如采集老年人基本信息，可采用并排或者成90°直角坐位姿势。

确认倾听以及接纳
2.以老年人为中心，要表现出有充足的时间和耐心，让对方感觉到被重视，认真倾听老人的诉说。
案例：如果在听到老人说"我想死"时，最重要的是要询问那个人为什么想要死，并且设身处地地为其着想。可以说"您是说不想活了，是吧？""为什么会产生这样的想法呢？""那样好痛苦啊。""如果我遇到了这种事，肯定也会产生同样的想法呢。"像这样，重要的是倾听用户的话语。

确认选择与尊重
3.只有尊重老人的人权，维护老人的权益，进行平等、真诚的交谈才能有效实施照护。
案例：老年人特别喜欢受人尊重，照护员可以根据老人的性别、职业、文化程度等给老人一个恰当的称呼，使老人心情愉快，自尊心得到满足。

确认共鸣
4.如果在沟通过程中能够表达出理解老人的心情并且设身处地的为对方着想的话，老人也将会非常高兴。同时，不仅要重视通过语言来表达，使用表情或态度（随声附和等）来向对方传达出自己的共鸣也十分重要。
案例：在老人准备洗澡的时候，老人突然被外面的环境吸引，那么这时的正确做法是与老人一起观看，并对观看的事物产生共鸣，加深与老人的沟通与交流，而非督促老人赶紧洗澡。

二、操作注意事项

（1）如果沟通与交流时误以为老年人听力不好，距离过近，可能会使老年人感到不愉快。

（2）沟通与交流时出现接触身体的行为，如抱住老年人的肩膀等，需要在一定的信赖关系基础上进行。如果第一次见面就对老年人进行过多的身体接触，有可能会让老年人感到不愉快。

（3）如果沟通与交流时，照护员将整只手臂搭放在轮椅的扶手上，或将手放在老年人的膝盖上进行沟通，不仅会妨碍老年人的注意力，而且还很没有礼貌。

（4）如果沟通与交流时以跪姿进行，在需要进行某个行动时，可能会受到限制。另外，在转移轮椅上的老年人时，如果需要靠在床上，有可能因为照护员的膝盖曾接触地板，让地板上的细菌等脏物污染照护单元，请务必避免。

（5）在沟通与交流时应避免与老年人争论、说教、批判、命令、警告、质问、转移话题。

（6）善于运用非语言方式进行沟通，例如老年人情绪激动时，一个轻轻的抚摸；老年人在寂寞时，随手递上一个水果、一杯茶或一个打招呼的手势；在老年人遭受疾病的折磨而无法语言交流时，一个简单的握手、一个关注的眼神都是无声的鼓励，有助于营造良好的交流和有效的沟通环境。

【实践思考】

（1）在准备为老年人洗澡时，照护员提前准备了适应天气的衣服，但是老年人对搭配不满意，你应当如何处理？

（2）在不小心提及老年人伤心的过往时，老年人不禁大哭，此时如何通过正确的沟通与交流，实施人文关怀？

【技能工单】

技能名称	沟通与交流	学时		培训对象	
学生姓名		联系电话		操作成绩	
操作设备		操作时间		操作地点	
技能目的	1.掌握老年人沟通与交流的内涵。 2.能够在与老年人沟通交流时运用正确的姿势。 3.能够在与老年人沟通交流时运用倾听、共鸣、接受的技巧。 4.能在沟通交流时尊重老年人及尊重老年人的选择。				
技能实施	确认基本姿势				
	确认倾听以及接纳				
	确认选择与尊重				
	确认共鸣				
	自我评价				
教师评价					

【活页笔记】

技能名称	沟通与交流	姓名		学号	
实践要求	结合任务实施流程，开展实践练习。通过角色扮演模拟与老年人沟通和交流的场景。				
实践心得体会					
反思与改进					
教师评价					

技能 5
操作准备与环境打造（JZ-5）

【技能目标】

知识目标

（1）理解操作准备、环境打造等内容的内涵。

（2）掌握操作准备、老年人卧室环境布置的技能。

（3）熟悉操作准备的重要性。

能力目标

（1）能结合老年人生活习惯制订照护日程表。

（2）能结合老年人习惯对老年人卧室进行环境布置。

素质目标

（1）能够接纳老年人对于环境布置的个性化习惯。

（2）在进行操作准备和环境打造过程中，能与老年人进行沟通和交流，得到老年人的认可。

（3）与医护人员形成团队，在照护中有良好的合作意识。

【相关知识】

一、进行操作准备、制订照护日程的重要性

居家照顾长期疗养的老年人需要特别关注。如果作为照顾者因为护理疲劳而陷入困境，对老年人和家人来说都是非常痛苦的，情况也可能变得非常严重。与其一味追求完美的护理目标，不如思考如何坚持下去而不过度劳累。因此，制订日常和每周计划，并有计划地进行护理是非常重要的。这样，老年人就能过上有规律的生活，照顾他们的人也能一直陪伴在老年人身边。当没有照顾老年人的时候，照护者也可以抽出空闲时间购物、与朋友见面或休息，拥有一定的自由时间。

制作一份日程表，贴在家人能看到的地方会很方便，家庭成员之间的合作就会变得更加容易。

二、操作准备

（1）每日照护流程示例如表 1-5-1 所示。

表 1-5-1　每日照护流程示例表

时间		照护内容	家务
上午	6：00		起床、准备早餐、洗漱
	7：00	口腔清洁、洗脸、测温	
	8：00	吃饭、吃药	收拾
	9：00	排便	清洁
	10：00	喝牛奶	
	11：30		午餐准备
下午	12：00	午饭、吃药	收拾
	13：00	排便	
	15：00	测温	买东西
	17：00	排便	室内清洁、晚餐准备
	20：00	洗澡、排便	
	21：00	休息	

上表所示是每天至少要做的事情，也建议罗列看电视的时间、家庭聚会的时间等。

（2）每周照护流程示例如表 1-5-2 所示。

表 1-5-2　每周照护流程示例表

星期一	星期二	星期三	星期四	星期五	星期六	星期日
洗澡	就诊	换床单	理发	预备日	社区活动	预备日

根据每周安排定期进行照护流程，同时根据天气、照护者情况进行适当灵活合理的安排，设置预备日方便进行日程调整。

【技能导入】

李奶奶，70 岁，在养老机构居住。患有心血管疾病，因为脑卒中现已瘫痪在床，甚至需要鼻饲管。因为长期卧床，李奶奶经常发生坠积性肺炎，需要照护人员排痰。

【技能分析】

一、主要问题

（1）长期卧床：长时间待在床上，不能落地行走。

（2）脑卒中：一种身体偏瘫性疾病，严重者伴有认知、言语、吞咽、运动障碍。

（3）坠积性肺炎：因为老年人长期卧床，肺部感染后，痰无力自主排出，反复发生炎症。

二、制订照护方案

针对李奶奶的身体状况，为老年人提供舒适的卧室环境。

三、主要目标

为老年人提供卧室的环境打造，包括灯光、温度、物品分类等。

【技能实施】

一、操作流程

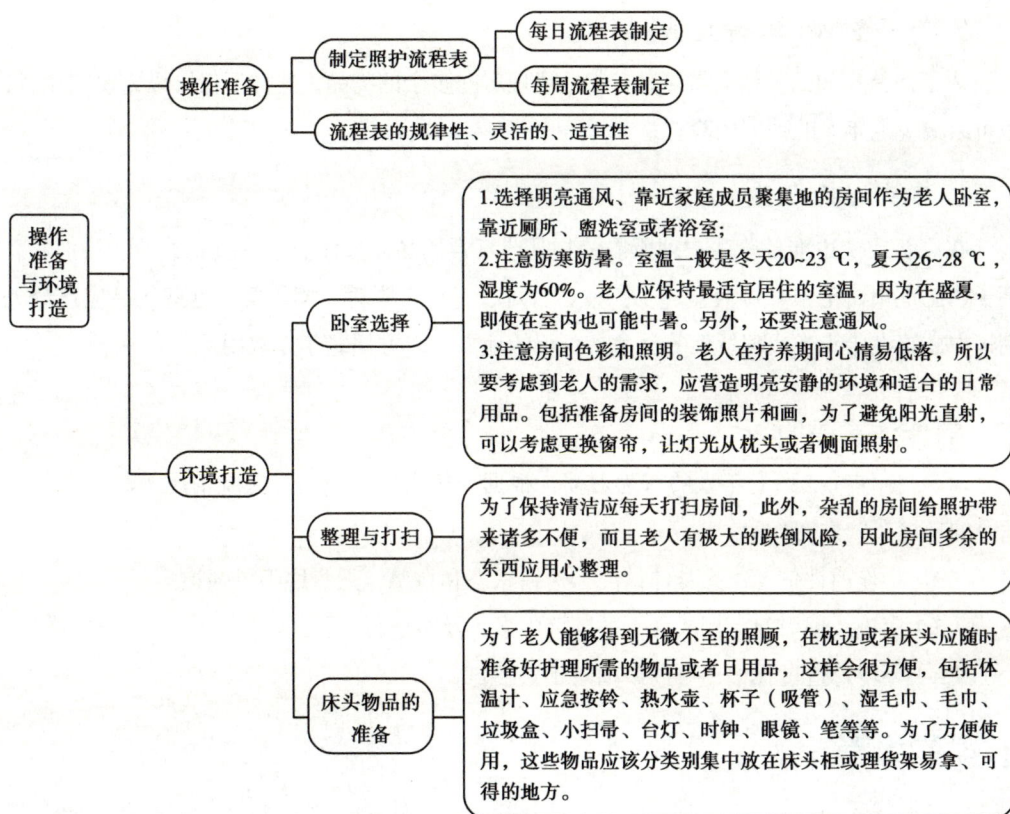

在准备卧室和居室时，需要注意房间设置，应该选择能够与家人一起生活的房间，这样不仅方便照顾者，也可以避免孤立老年人。此外，要尽可能减少老年人卧床时间，正常生活对老年人的健康很重要。

1. 选择靠近卫生间、明亮通风的卧室

（1）卧室选择：选择靠近卫生间、明亮通风的房间作为老年人卧室。

（2）注意防寒防暑：室温一般应该保持在冬天 20~23°C，夏天 26~28°C，湿度为 60%。另外，还要注意房间通风。

（3）色彩和照明：根据老年人需求调整房间的色彩和照明，为老年人提供明亮、安静的环境和适当的日常用品，比如更换窗帘、调整灯光等。应当营造明亮安静的环境和适合的日常用品，包括准备房间的装饰照片和挂画，为避免阳光直射，可以考虑更换窗帘，让灯光从枕头或者侧面进行照射。

2. 有序整理，保持整洁

为了保持房间的整洁，需要勤打扫，清理房间多余的物品，这样不仅可以方便照顾者，也可以减少老年人的跌倒风险。

3. 床头用物准备

在床头或枕边准备一些护理所需的物品或日常用品，如体温计、应急按铃、热水壶、杯子、湿毛巾、毛巾、垃圾盒、小扫帚、台灯、时钟、眼镜、笔等等。这些物品应该分类别集中放置在床头柜或理货架等易拿、可得的地方，以方便老年人取用。

二、操作注意事项

（1）操作前熟悉老年人的行为习惯，根据老年人生活习惯、医院情况等制订老年人适合的环境布置方案。

（2）操作前评估老年人身体情况、情绪状态和意愿，无意愿不可强迫。

（3）应该考虑引起摔倒或绊倒的环境因素，及时进行干预。

（4）环境打造过程中，可以鼓励老年人参与。

【实践思考】

（1）面对整天关闭窗户、物品乱摆乱放的失智老年人，应当如何处理？

（2）老年人担心不能迅速找到自己想要的物品，因此喜欢将物品全部放在桌面或者茶几上，应当如何处理？

【技能工单】

技能名称	操作准备与环境打造	学时		培训对象	
学生姓名		联系电话		操作成绩	
操作设备		操作时间		操作地点	
技能目的	1. 掌握环境打造的关键点。 2. 能对失智老年人开展包括灯光、室温、床头、物品整理分类的环境打造。 3. 在环境打造过程中，能与老年人进行沟通和交流。 4. 能与医护形成良好的合作意识。				
技能实施	选择靠近卫生间、明亮通风的卧室				
	有序整理,保持整洁				
	床头用物准备				
	自我评价				
教师评价					

【活页笔记】

技能名称	操作准备与环境打造	姓名		学号	
实践要求	结合任务实施流程，开展实践练习。根据案例中老年人的生活场景进行居家生活环境布置并绘制草图。				
实践心得体会					
反思与改进					
教师评价					

技能 6
全身观察要点（JZ-6）

教学视频

【技能目标】

知识目标

（1）理解全身观察的内涵。

（2）掌握全身观察的内容和方法。

（3）熟悉全身观察的注意事项。

能力目标

（1）能对老年人进行全身观察。

（2）能通过全身观察反映存在的问题。

（3）能通过全身观察，注意病情变化。

（4）能通过全身观察，掌握老年人身体情况变化。

素质目标

（1）能够仔细、认真按流程观察老年人的身体状况。

（2）在全身观察过程中，能与老年人进行沟通和交流。

（3）与医护人员有良好的合作意识。

【相关知识】

全身观察的注意事项如下：

（1）事先向医生确认，注意病情的变化。老年人的疾病通常不会出现明显的症状，如果出现精神不振，则表示疾病可能会突然恶化或陷入危险。为了避免这种情况的发生，周围人需要仔细观察老年人的身体状况。主要的观察要点不仅包括局部症状，如关节疼痛和咳嗽，还要充分注意全身症状，如体重波动和走路姿势。如果老年人已经患有某种疾病，每种疾病都有其特定症状，需要特别注意，发生变化时应该考虑是否立即联系医生，或者先观察一段时间。建议照护者事先听取医生对老年人病情的讲解，以便出现突发情况时立即采取适当的应对措施。

（2）认真倾听老年人对疾病的反应。并不是所有身体状况的变化都可以从外部观察到，所以倾听老年人的反应非常重要。不要忽视任何一个微小的变化。

（3）翻阅护理日志，掌握老年人身体状况变化。可以准备一本日志，记录日常观察到的老年人表现和反应。每天的记录数据也有助于医生诊断。记录内容包括老年人的脸色、皮肤颜色、食欲、食量、大小便的量和次数、体温以及定时测量的血压等信息。将体温、脉搏、呼吸数等数字信息制作成图表，可以更直观地反映出老年人身体状况变化。此外，写护理日志时，要注意客观地记录事实，避免想象、希望或者悲观的猜测。

【技能导入】

刘奶奶，70岁，在养老机构居住，医院诊断为脑梗死、运动功能障碍、言语功能障碍等；长时间卧床，偶在照护人员的帮助下在养老院过道短距离行走。为关注老年人的身体情况，照护人员需要对老年人进行全身观察。

【技能分析】

一、主要问题

（1）运动功能障碍：因脑梗死引起的偏瘫，表现为一侧肢体功能障碍，影响步行能力。

（2）言语功能障碍：因脑梗死引起的语言表达或者理解障碍。

（3）长期卧床：如果老年人长期卧床，可能会出现压疮、肿胀等症状。

二、制订照护方案

针对刘奶奶的身体状况，每天对其进行全身观察，并记录鼻、皮肤、咽喉等健康状况。

三、主要目标

通过全身观察，预防疾病的发生和恶化。

【技能实施】

一、操作流程

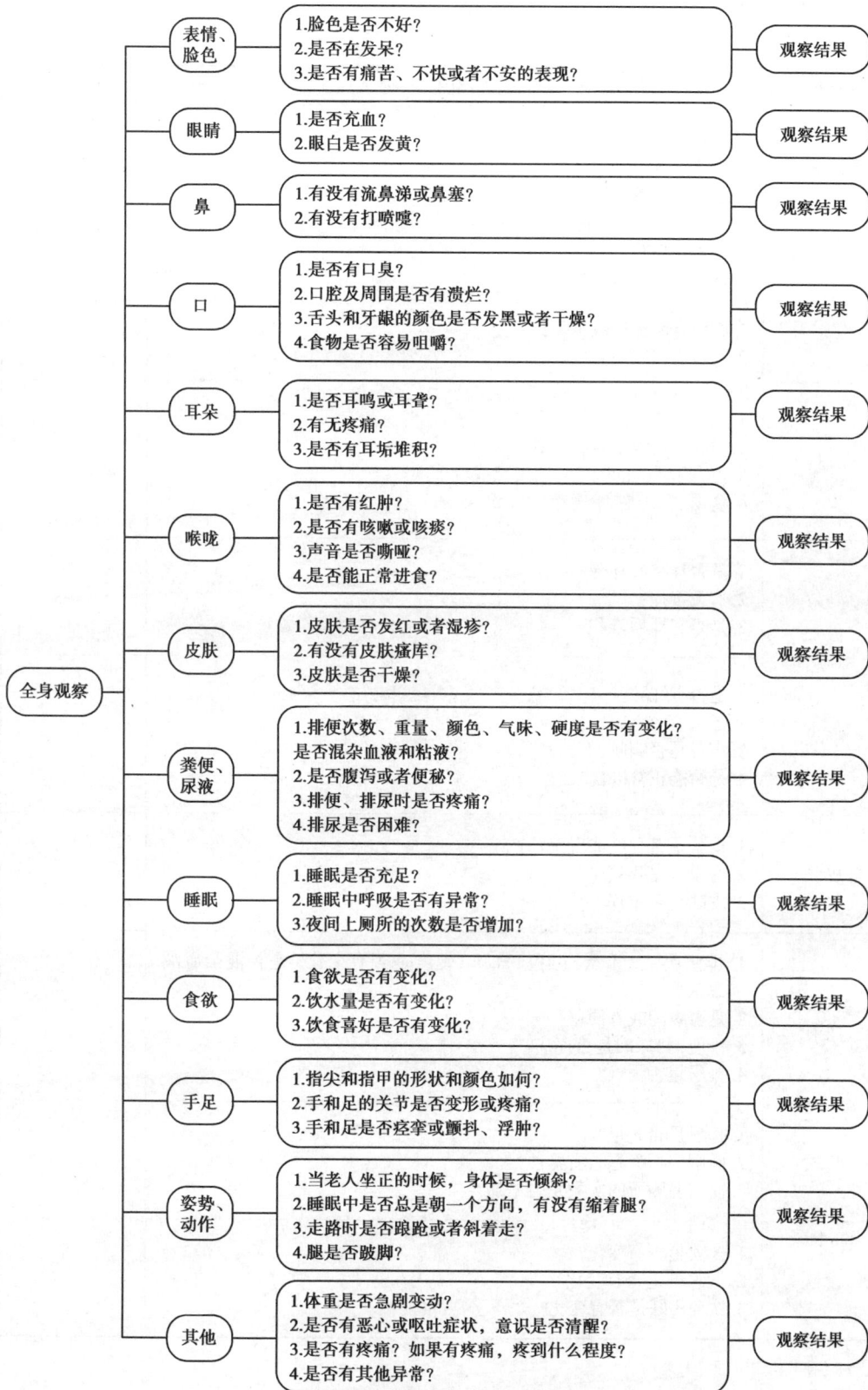

```
                    ┌─ 表情、      ┌─ 1.脸色是否不好?                              ┌────────┐
                    │   脸色      │  2.是否在发呆?                              │ 观察结果 │
                    │            └─ 3.是否有痛苦、不快或者不安的表现?          └────────┘
                    │
                    ├─ 眼睛       ┌─ 1.是否充血?                                ┌────────┐
                    │            └─ 2.眼白是否发黄?                            │ 观察结果 │
                    │                                                         └────────┘
                    │
                    ├─ 鼻         ┌─ 1.有没有流鼻涕或鼻塞?                      ┌────────┐
                    │            └─ 2.有没有打喷嚏?                            │ 观察结果 │
                    │                                                         └────────┘
                    │
                    │            ┌─ 1.是否有口臭?                              ┌────────┐
                    ├─ 口         │  2.口腔及周围是否有溃烂?                    │ 观察结果 │
                    │            │  3.舌头和牙龈的颜色是否发黑或者干燥?        └────────┘
                    │            └─ 4.食物是否容易咀嚼?
                    │
                    │            ┌─ 1.是否耳鸣或耳聋?                          ┌────────┐
                    ├─ 耳朵       │  2.有无疼痛?                                │ 观察结果 │
                    │            └─ 3.是否有耳垢堆积?                          └────────┘
                    │
                    │            ┌─ 1.是否有红肿?                              ┌────────┐
                    ├─ 喉咙       │  2.是否有咳嗽或咳痰?                        │ 观察结果 │
                    │            │  3.声音是否嘶哑?                            └────────┘
                    │            └─ 4.是否能正常进食?
                    │
                    │            ┌─ 1.皮肤是否发红或者湿疹?                    ┌────────┐
                    ├─ 皮肤       │  2.有没有皮肤瘙痒?                          │ 观察结果 │
全身观察 ────────────┤            └─ 3.皮肤是否干燥?                            └────────┘
                    │
                    │            ┌─ 1.排便次数、重量、颜色、气味、硬度是否有变化?  ┌────────┐
                    │            │    是否混杂血液和粘液?                      │ 观察结果 │
                    ├─ 粪便、     │  2.是否腹泻或者便秘?                        └────────┘
                    │   尿液      │  3.排便、排尿时是否疼痛?
                    │            └─ 4.排尿是否困难?
                    │
                    │            ┌─ 1.睡眠是否充足?                            ┌────────┐
                    ├─ 睡眠       │  2.睡眠中呼吸是否有异常?                    │ 观察结果 │
                    │            └─ 3.夜间上厕所的次数是否增加?                └────────┘
                    │
                    │            ┌─ 1.食欲是否有变化?                          ┌────────┐
                    ├─ 食欲       │  2.饮水量是否有变化?                        │ 观察结果 │
                    │            └─ 3.饮食喜好是否有变化?                      └────────┘
                    │
                    │            ┌─ 1.指尖和指甲的形状和颜色如何?              ┌────────┐
                    ├─ 手足       │  2.手和足的关节是否变形或疼痛?              │ 观察结果 │
                    │            └─ 3.手和足是否痉挛或颤抖、浮肿?              └────────┘
                    │
                    │            ┌─ 1.当老人坐正的时候,身体是否倾斜?          ┌────────┐
                    ├─ 姿势、     │  2.睡眠中是否总是朝一个方向,有没有缩着腿?  │ 观察结果 │
                    │   动作      │  3.走路时是否踉跄或者斜着走?                └────────┘
                    │            └─ 4.腿是否跛脚?
                    │
                    │            ┌─ 1.体重是否急剧变动?                        ┌────────┐
                    └─ 其他       │  2.是否有恶心或呕吐症状,意识是否清醒?      │ 观察结果 │
                                 │  3.是否有疼痛? 如果有疼痛,疼到什么程度?    └────────┘
                                 └─ 4.是否有其他异常?
```

全身观察项目记录示例如表 1-6-1 所示。

表 1-6-1　全身观察项目记录示例表

观察项目	观察内容	观察结果
表情、脸色	1.脸色是否不好? 2.是否在发呆? 3.是否有痛苦、不快或者不安的表现?	
眼睛	1.是否充血? 2.眼白是否发黄?	
鼻	1.有没有流鼻涕或鼻塞? 2.有没有打喷嚏?	
口	1.是否有口臭? 2.口腔及周围是否有溃烂? 3.舌头和牙龈的颜色是否发黑或者干燥? 4.食物是否容易咀嚼?	
耳朵	1.是否耳鸣或耳聋? 2.有无疼痛? 3.是否有耳垢堆积?	
喉咙	1.是否有红肿? 2.是否有咳嗽或咳痰? 3.声音是否嘶哑? 4.是否能正常进食?	
皮肤	1.皮肤是否发红或者湿疹? 2.有没有皮肤瘙痒? 3.皮肤是否干燥?	
粪便、尿液	1.排便次数、重量、颜色、气味、硬度是否有变化?是否混杂血液和黏液? 2.是否腹泻或者便秘? 3.排便、排尿时是否疼痛? 4.排尿是否困难?	
睡眠	1.睡眠是否充足? 2.睡眠中呼吸是否有异常? 3.夜间上厕所的次数是否增加?	
食欲	1.食欲是否有变化? 2.饮水量是否有变化? 3.饮食喜好是否有变化?	

观察项目	观察内容	观察结果
手足	1. 指尖和指甲的形状和颜色如何？ 2. 手和足的关节是否变形或疼痛？ 3. 手和足是否有痉挛或颤抖、水肿？	
姿势、动作	1. 当老年人坐正的时候，身体是否倾斜？ 2. 睡眠中是否总是朝一个方向，有没有缩着腿？ 3. 走路时是否踉跄或者斜着走？ 4. 是否跛脚？	
其他	1. 体重是否急剧变动？ 2. 是否有恶心或呕吐症状，意识是否清醒？ 3. 是否有疼痛？如果有疼痛，疼到什么程度？ 4. 是否有其他异常？	

二、操作注意事项

（1）在全身观察时，一定仔细、认真，不能凭感觉做判断。

（2）全身观察，须按每个观察点逐一进行，保证全部观察记录到位。

（3）在"观察结果"栏中可记录"正常"或"异常"，异常时可记录具体观察到的问题点，越详细越好。

【实践思考】

（1）在全身观察过程中，老年人不予配合，应当如何处理？

（2）在实施全身观察时，老年人刻意隐瞒皮肤问题，如何与其沟通？

【技能工单】

技能名称	全身观察要点	学时		培训对象	
学生姓名		联系电话		操作成绩	
操作设备		操作时间		操作地点	
技能目的	1. 掌握全身观察的内涵。 2. 能对老年人进行全身观察并详细记录。 3. 观察过程中, 能与老年人进行沟通和交流。 4. 能与医护人员形成良好的合作意识。				
技能实施	表情、脸色	1. 2. 3.			
	眼睛	1. 2.			
	鼻	1. 2.			
	口	1. 2. 3. 4.			
	耳朵	1. 2. 3. 4.			

续表

技能实施	喉咙	1. 2. 3. 4.
	皮肤	1. 2. 3.
	粪便、尿液	1. 2. 3. 4.
	睡眠	1. 2. 3.
	食欲	1. 2. 3.
	手、足	1. 2. 3.
	姿势、动作	1. 2. 3. 4.
	其他	1. 2. 3.
教师评价		

【活页笔记】

技能名称	全身观察要点	姓名		学号	
实践要求	结合任务实施流程，开展实践练习。两人一组模拟操作并进行详细的记录。				
实践心得体会					
反思与改进					
教师评价					

技能 7
生命体征测量（JZ-7）

教学视频

【技能目标】

知识目标

（1）理解生命体征测量的内涵。

（2）掌握生命体征测量的技能。

（3）熟悉生命体征测量的要点。

能力目标

（1）能对老年人进行脉搏测量。

（2）能对老年人开展心率测量。

（3）能对老年人开展呼吸测量。

（4）能对老年人开展血压测量。

（5）能对老年人开展体温测量。

素质目标

（1）能够关注老年人的不良情绪和异常行为。

（2）在生命体征测量过程中，能与失智老年人进行沟通和交流。

（3）与医护人员形成团队，在治疗和照护中有良好的合作意识。

【相关知识】

一、生命体征的基本概念

生命体征就是用来判断病人的病情轻重和危急程度的指征。医学上的四大生命体征包括呼吸、体温、脉搏、血压。

二、生命体征急剧地变动和倾向性改变

体温、脉搏、呼吸和血压，在家中即可做到简单测量。把测量结果记录在护理日志中，对医生诊断有很大帮助。这些体征数值在健康的情况下也会有一些变动，对于微小变动，没有必要在意。如果数值急剧变动，或者变动的幅度虽然较小，但是有一定的上升或下降

趋势，则需要咨询医生。另外，体征测量要在相对固定的时间内进行，吃饭、洗澡、运动等都会引起数值变化。

【技能导入】

刘奶奶，72 岁，在养老机构居住，患有慢性支气管炎，既往有高血压病史。现已协助老年人安置好床位，并向老年人及家属做完入院宣教，按入住养老院护理常规测量生命体征。

【技能分析】

一、主要问题

（1）慢性支气管炎：以咳嗽、咳痰或伴有喘息及反复发作为主要表现的慢性疾病，常影响呼吸功能。

（2）高血压：在心脏收缩时，心室的血液泵入全身时血液对动脉壁产生压力就是血压。血液向循环系统施加持续异常的高压力时，就会产生高血压，高血压常导致心率改变。

二、制订照护方案

针对刘奶奶的身体状况，需要在入院时进行常规性生命体征测量，如心率、血压、呼吸、体温等。

三、主要目标

（1）了解老年人重要脏器的功能活动情况。

（2）掌握生命体征的观察和异常时的照护。

（3）了解疾病的发生、发展及转归，为预防、诊断、治疗、照护提供依据。

【技能实施】

一、操作流程

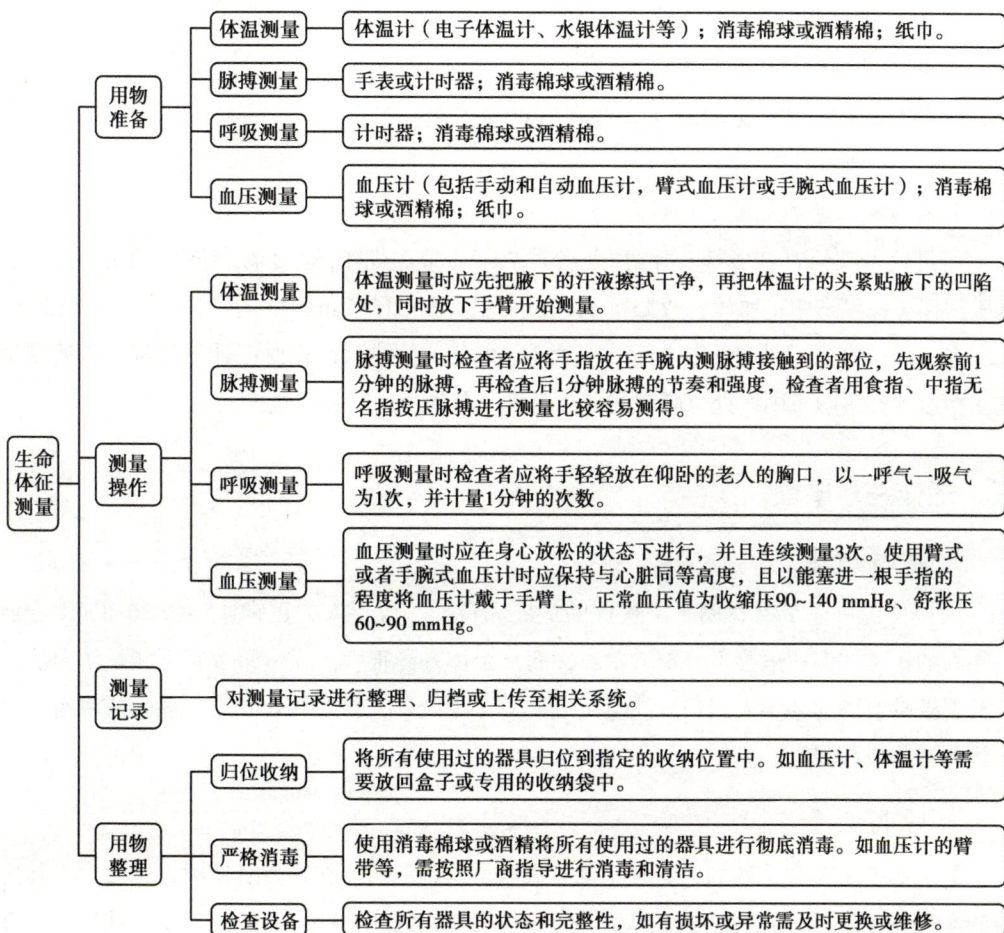

生命体征测量	用物准备	体温测量	体温计（电子体温计、水银体温计等）；消毒棉球或酒精棉；纸巾。
		脉搏测量	手表或计时器；消毒棉球或酒精棉。
		呼吸测量	计时器；消毒棉球或酒精棉。
		血压测量	血压计（包括手动和自动血压计，臂式血压计或手腕式血压计）；消毒棉球或酒精棉；纸巾。
	测量操作	体温测量	体温测量时应先把腋下的汗液擦拭干净，再把体温计的头紧贴腋下的凹陷处，同时放下手臂开始测量。
		脉搏测量	脉搏测量时检查者应将手指放在手腕内测脉搏接触到的部位，先观察前1分钟的脉搏，再检查后1分钟脉搏的节奏和强度，检查者用食指、中指无名指按压脉搏进行测量比较容易测得。
		呼吸测量	呼吸测量时检查者应将手轻轻放在仰卧的老人的胸口，以一呼气一吸气为1次，并计量1分钟的次数。
		血压测量	血压测量时应在身心放松的状态下进行，并且连续测量3次。使用臂式或者手腕式血压计时应保持与心脏同等高度，且以能塞进一根手指的程度将血压计戴于手臂上，正常血压值为收缩压90~140 mmHg、舒张压60~90 mmHg。
	测量记录		对测量记录进行整理、归档或上传至相关系统。
	用物整理	归位收纳	将所有使用过的器具归位到指定的收纳位置中。如血压计、体温计等需要放回盒子或专用的收纳袋中。
		严格消毒	使用消毒棉球或酒精将所有使用过的器具进行彻底消毒。如血压计的臂带等，需按照厂商指导进行消毒和清洁。
		检查设备	检查所有器具的状态和完整性，如有损坏或异常需及时更换或维修。

应该在测量记录上详细记录每次测量的时间、具体数值和相关的环境因素等，以便在需要时进行参考和比较。以下是一个示例：

日期：20××年×月×日

测量项目：体温、脉搏、呼吸、血压

测量时间：上午 10:00

环境因素：室内温度为 22 ℃，湿度为 60%

测量者：张护士

测量对象：老年人刘女士（女，72 岁）

测量数据：体温：37.2 ℃；脉搏：每分钟 70 次，节奏规律，强度弱；呼吸：每分钟 18 次，呼吸规律，深度适中；血压：收缩压 130 mmHg，舒张压 85 mmHg

备注：老年人情绪稳定，测量前已休息 10 分钟，体温计和血压计已消毒，脉搏测量时手指放置在手腕正中线处，呼吸测量时计算 1 分钟内的呼吸次数。

二、操作注意事项

1. 体温测量

测量体温可以帮助我们了解疾病的进展和特征。成年人的正常体温为 36~37 ℃，但老年人的正常体温一般会低 0.5 ℃左右，而且个体差异很大。通常采取腋下测量体温法，但对于极端瘦弱的老年人，口腔测量更准确。如果老年人处于昏迷状态、咳嗽或者有鼻塞症状，切勿口腔测温。

2. 脉搏测量

测量脉搏是非常重要的，特别是老年人有心脏问题时。在检查脉搏时，需要检查脉搏的节奏和强度，同时也要检查脉搏率，但这很困难，因此最好先检查脉搏率，然后再检查节奏和强度。老年人的脉搏率一般为每分钟 60 次左右。正常的脉搏在两臂是一致的，应同时测得脉搏，才有临床意义。如果老年人的脉搏节律紊乱，有时停止，或脉搏微弱难以触摸到，一定要向医生报告。

3. 呼吸测量

在测量呼吸时，需要观察呼吸状态，比如节奏和速度，同时也要测量呼吸频率。成年人的呼吸频率一般为每分钟 16~20 次，但老年人稍微少一些也是正常的。如果老年人呼吸困难，需要立即联系医生。与测量体温不同的是，可以通过观察胸部上下浮动的频率来计算呼吸次数。

4. 血压测量

血压很容易受到环境因素的影响。测量血压前，需要用深呼吸等方式进行放松，同时手臂应该和心脏等高，脱掉手表等饰品。每次测量血压都会有一些波动，因此建议固定时间，每天多测几次，并记录下这些测量的平均值，以此避免老年人在测量血压时感到紧张，并且也更容易得到正确的结果。如果使用数字式血压计，应仔细阅读说明书。

【实践思考】

（1）测量时发现老年人的血压非常高，应当如何处理？

（2）在为认知症老年人测量生命体征时，其不予配合，照护者应当如何处理？

【技能工单】

技能名称	生命体征测量	学时		培训对象	
学生姓名		联系电话		操作成绩	
操作设备		操作时间		操作地点	
技能目的	1. 掌握生命体征测量的内涵。 2. 能为老年人测量体温、脉搏、呼吸、血压。 3. 能与老年人进行沟通和交流。 4. 能与医护形成良好的合作关系。				
技能实施	体温测量				
	脉搏测量				
	呼吸测量				
	血压测量				
	自我评价				
教师评价					

【活页笔记】

技能名称	生命体征测量	姓名		学号	
实践要求	结合任务实施流程，开展实践练习。两人一组模拟操作并进行详细的记录。				
实践心得体会					
反思与改进					
教师评价					

模块 2：生活介助

【模块描述】

随着年龄的增长，步入老年之后，人的身体机能、感觉功能以及心理功能特征都会发生变化。老年人的生理系统出现老化衰退，行动变得迟缓，身体容易疲劳，认知能力降低，日常生活能力下降。老年人完成日常的衣物更换、进食、身体清洁等越来越困难，甚至需要他人协助。本模块着重介绍协助老年人寝具选择与整理、协助衣物准备与更换、协助饮食选择及帮助进食、协助良肢位摆放与移动、排泄照料与援助、协助身体清洁等相关知识和技能，支持老年人自立，帮助老年人实现生活自理，使得老年生活有保障、有尊严。

【学习目标】

掌握

（1）协助老年人选择与整理寝具、准备与更换衣物的操作流程及注意事项。

（2）协助老年人饮食选择与帮助进食、良肢位摆放与移动的操作流程及注意事项。

（3）协助老年人排泄照料、身体清洁的操作流程及注意事项。

熟悉

（1）协助老年人选择与整理寝具、准备与更换衣物的相关知识。

（2）协助老年人饮食选择与帮助进食、良肢位摆放与移动的相关知识。

（3）协助老年人排泄照料、身体清洁的相关知识。

了解

（1）老年人选择与整理寝具的基本原则、衣物选择的要求。

（2）适合老年人的饮食种类、良肢位摆放与移动的概念及目的。

（3）帮助老年人养成规律的排便习惯方法、身体清洁方法的分类。

技能 8
寝具选择与整理（JZ-8）

【技能目标】

知识目标

（1）掌握老年人寝具整理的操作流程及注意事项。

（2）熟悉老年人寝具整理的要求。

（3）了解老年人寝具选择的基本原则。

能力目标

（1）能对老年人的寝具进行规范整理。

（2）能指导保持老年人寝具的清洁、干燥。

（3）能引导老年人完成简单的寝具整理活动，维持床铺干净整洁。

素质目标

（1）能够接纳老年人的不良情绪和异常行为。

（2）在引导和照护中，能与老年人进行沟通和交流。

（3）寝具整理过程中要促进老年人的身体舒适，预防压力性损伤等并发症。

【相关知识】

干净整洁的老年人居室，可以减少疾病的发生。寝具是老年人生活休息的必备物品，为老年人选择合适的寝具并整理更换，创造清洁、舒适的居室环境是老年照护人员的职责之一。

一、寝具选择的基本原则

寝具是指与睡眠有关的物品，如床垫、被褥、床单、被子、被罩、枕套、枕头等。良好的寝具可以使老年人摆脱白天产生的诸多身体烦恼，有效的改善睡眠状况。

（1）床垫：太软的床垫不利于入睡和熟睡，翻身或起身会感到吃力，也不利于在床上进行康复训练。为了保证良好的睡眠质量，也可考虑用弹簧床垫。

（2）被褥：被褥选择保温性、吸湿性好的材质，不可太软，否则身体深陷，不易翻身。被褥应准备两组，以便每周更换日晒，保持干燥。

（3）枕头：枕头太高不利于呼吸，最好选择能使头与背部处于同水平的较低的枕头，也可用浴巾或大毛巾叠起来调节到适宜高度。散热性、透气性好的材质为宜。不可太小，不可太硬，稍软为宜。

（4）床单：为避免床单褶皱引起压疮，床单应足够大，使得四边角可掖到床垫下至少20 cm。床单还要表面致密、平整、光滑、柔软、结实耐洗，纯棉为宜。

（5）被子、毛毯、毛巾被：宜选择轻软保暖性好的羽绒被，太沉的被子妨碍翻身；毛毯最好套上棉质被套；毛巾被宜方便清洗。

二、寝具整理的要求

整洁舒适的床铺可以让老年人更好地休息生活，同时保证居室环境的干净整洁，还可以避免长期卧床老年人并发症的发生。

（1）清扫床铺：老年人每日晨起、午睡后，照护人员要进行床铺的清扫整理。床铺表面要求做到平整、干燥、无渣屑。扫床时床刷要套上刷套，一床一套，不可混用。对于卧床的老年人，照护人员还应注意在三餐后、晚睡前进行床单位的清扫整理，避免食物的残渣掉落床上，造成老年人卧位不适，甚至引发压疮。

（2）定期更换被服：一般情况下每周应为老年人更换被服（床单、被罩、枕套），使床单位保持干净、平整、无褶皱，使老年人睡卧舒适，居室整洁美观。便于对卧床的老年人观察病情，协助老年人变换卧位，同时预防压疮等并发症的发生。当被服被尿、便、呕吐物、汗液等污染、打湿时，应立即更换。老年人的被褥应经常拿到室外晾晒。

【技能导入】

王奶奶，85岁，近期出现记忆力下降，经常叫不出熟悉的人的名字，找不到物品放置的位置，刚刚说过的话转眼就忘。2个月前，王奶奶夜间起床如厕时，不慎发生跌倒，造成右侧髋部股骨颈骨折，经手术治疗后，现回家卧床休养。照护人员每日需为王奶奶整理床铺，创造干净整洁的环境让老年人感觉舒适，也有利于身体恢复。

【技能分析】

一、主要问题

（1）舒适度改变：长期卧床休养引起的关节僵硬、皮肤不适等。

（2）记忆功能障碍：近事、远期记忆减退，遗忘日常所做的事和常用物品等。

二、制订照护方案

针对王奶奶的卧床休养，为其制订每日整理床铺、保持居室整洁干净的方案。

三、主要训练目标

（1）保持王奶奶床铺的清洁、干燥。

（2）促进王奶奶的身体舒适，预防压力性损伤等并发症。

【技能实施】

一、操作流程

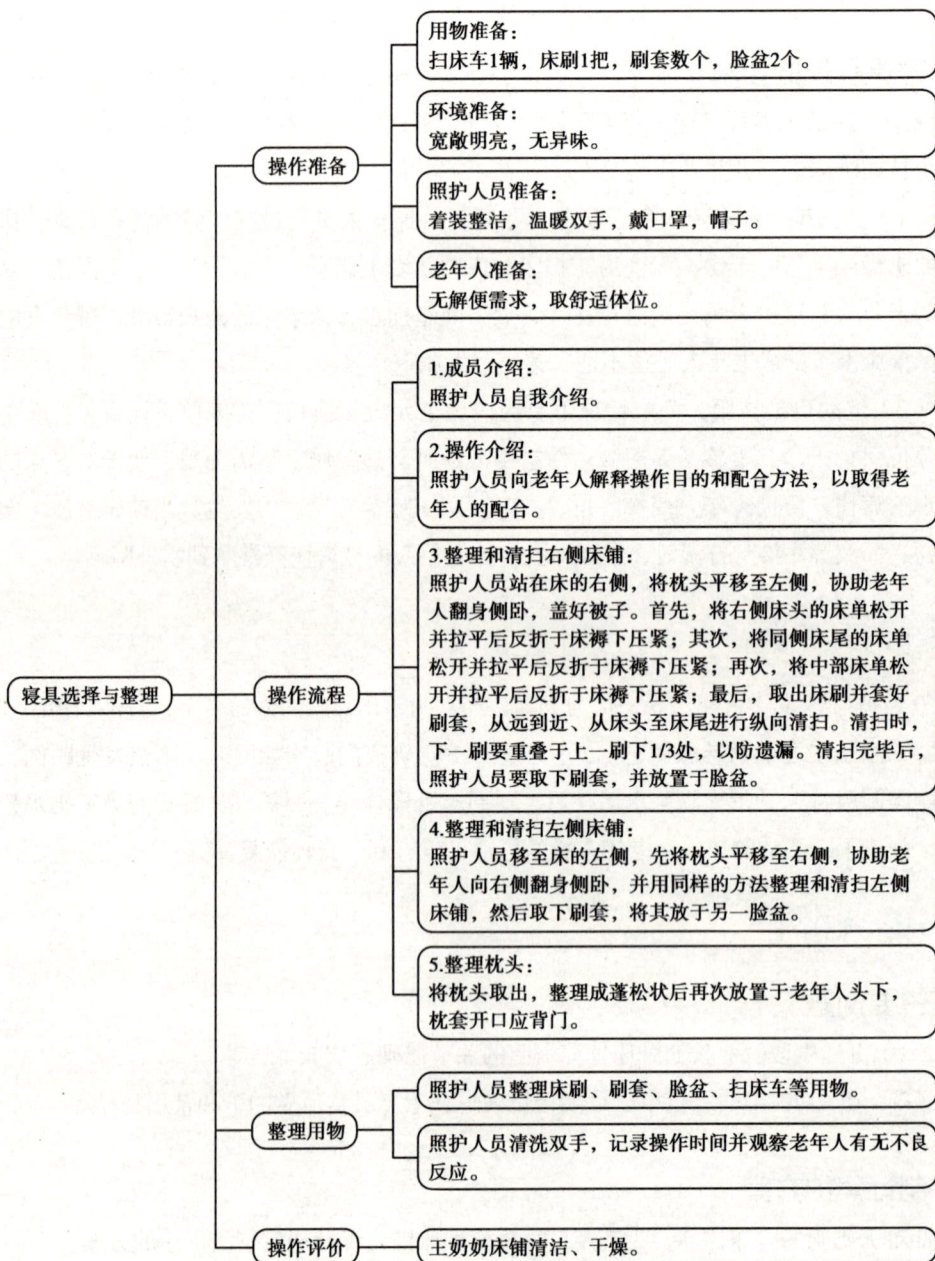

寝具选择与整理

操作准备

用物准备：
扫床车1辆，床刷1把，刷套数个，脸盆2个。

环境准备：
宽敞明亮，无异味。

照护人员准备：
着装整洁，温暖双手，戴口罩，帽子。

老年人准备：
无解便需求，取舒适体位。

操作流程

1.成员介绍：
照护人员自我介绍。

2.操作介绍：
照护人员向老年人解释操作目的和配合方法，以取得老年人的配合。

3.整理和清扫右侧床铺：
照护人员站在床的右侧，将枕头平移至左侧，协助老年人翻身侧卧，盖好被子。首先，将右侧床头的床单松开并拉平后反折于床褥下压紧；其次，将同侧床尾的床单松开并拉平后反折于床褥下压紧；再次，将中部床单松开并拉平后反折于床褥下压紧；最后，取出床刷并套好刷套，从远到近、从床头至床尾进行纵向清扫。清扫时，下一刷要重叠于上一刷下1/3处，以防遗漏。清扫完毕后，照护人员要取下刷套，并放置于脸盆。

4.整理和清扫左侧床铺：
照护人员移至床的左侧，先将枕头平移至右侧，协助老年人向右侧翻身侧卧，并用同样的方法整理和清扫左侧床铺，然后取下刷套，将其放于另一脸盆。

5.整理枕头：
将枕头取出，整理成蓬松状后再次放置于老年人头下，枕套开口应背门。

整理用物

照护人员整理床刷、刷套、脸盆、扫床车等用物。

照护人员清洗双手，记录操作时间并观察老年人有无不良反应。

操作评价

王奶奶床铺清洁、干燥。

二、操作注意事项

（1）照护人员需要佩戴口罩。

（2）刷套一床一用，不可重复使用。

（3）刷套使用后，清洗干净，消毒，晾干备用。

（4）协助老年人翻身时，不得有拖、拉、推等动作。

（5）动作轻柔、幅度小，避免灰尘飞扬。

（6）注意保暖、安全，令老年人舒适，保护老年人隐私。

【实践思考】

（1）整理床铺时，如何帮助卧床老年人配合翻身？

（2）整理床铺过程中，老年人有解便需求，应当如何处理？

【技能工单】

技能名称	寝具选择与整理	学时		培训对象	
学生姓名		联系电话		操作成绩	
操作设备		操作时间		操作地点	
技能目的	1. 掌握老年人寝具整理的操作流程及注意事项。 2. 能对老年人的寝具进行规范整理。 3. 能指导保持老年人寝具的清洁、干燥。 4. 能引导老年人完成简单的寝具整理活动,维持床铺干净整洁。				
技能实施	操作准备	1. 2. 3.			
	操作流程	1. 2. 3. 4. 5.			
	整理用物	1. 2.			
	自我评价				
教师评价					

模块2:生活介助 61

【活页笔记】

技能名称	寝具选择与整理	姓名		学号	
实践要求	结合任务实施流程,开展实践练习。模拟为卧床老年人布置一套舒适整洁的床铺。				
实践心得体会					
反思与改进					
教师评价					

技能 9
衣物准备与更换（JZ-9）

【技能目标】

知识目标

（1）掌握老年人衣物更换的操作流程及注意事项。

（2）熟悉老年人衣物整理的要求。

（3）了解老年人衣物选择的要求。

能力目标

（1）能指导老年人进行衣服更换。

（2）能正确选择适合老年人穿着的衣物。

素质目标

（1）能够接纳老年人，并为其进行衣物准备与更换。

（2）尊老敬老，以人为本。

【相关知识】

一、全身观察的注意事项

老年人穿衣问题主要表现为：不知冷暖，衣着无常，不能随着季节、气候的更替而增减衣物，如天气转冷时穿得很少，不知增加；天气转热时不知减少；分不清穿衣的顺序等。正确为老年人选择衣物，并及时更换，可以提升老年人的舒适度和自信心，改善健康。

二、衣物选择的要求

老年人着装不仅要美观、保暖，更要舒适、健康。有些老年人由于年高体弱，自理程度下降，需要照护人员协助更换衣物，掌握快捷适宜的更换方法，可避免老年人受凉，同时减轻护理劳动强度。

（1）衣物实用、容易穿脱。可选择套头的上衣或正面的开衫，选择比正常大一号的衣物，更容易穿脱。裤子应选择松紧带宽松裤子，避免有拉链、系皮带的裤子。

（2）面料舒适、款式简单。面料上选择纯棉制品四季均适宜，夏季可选择真丝、棉麻服装更透气。

（3）款式简洁、颜色易搭配。尽量选择老年人喜欢的颜色，容易搭配的颜色。款式简洁明快，方便穿着。若老年人平时喜欢穿同款式或同颜色的衣物，而不愿换洗时，可多准备几套用作替换。

（4）衣物搭配美观、利于健康。袜子应选择棉质的松口袜子。袜口过紧会导致血液回流不好，出现肿胀不适。袜子应勤换洗，有利于足部健康。鞋子选择便鞋或搭扣的旅游鞋，避免选择系带鞋，少穿拖鞋。老年人鞋子应具有排汗、安全、减震、柔软、轻巧、舒适等特点，大小要合适。

三、衣物整理的要求

衣服、裤子、袜子、围巾等各类物品要分类放置，每样放一个抽屉，并且只放当季的衣服，在抽屉上标明物品名称，贴上物品的图片，以方便老年人取用，避免选择困难。

【技能导入】

叶奶奶，74岁。因脑出血导致左侧肢体偏瘫，右侧肢体可以正常活动。今日午餐时叶奶奶不小心打翻了汤碗，打湿了衣服，照护人员需要协助其进行衣物更换。

【技能分析】

一、主要问题

（1）更换衣物：汤食打湿了衣服，需要进行更换。

（2）失智症：记忆功能下降、忘事快。

二、制订照护方案

针对叶奶奶的行为表现，为其制订个性化的衣物更换训练方案。

三、主要训练目标

（1）叶奶奶理解并配合衣物更换，过程顺利。

（2）保持叶奶奶衣物整洁、美观、舒适、健康。

（3）叶奶奶在衣物更换过程中无不适反应。

【技能实施】

一、操作流程

```
                              ┌─────────────────────────────────────────────────────┐
                              │ 物品准备：                                            │
                         ┌────│ 合适的老年人清洁开襟上衣或套头上衣、裤子。可酌情准备脸盆、│
                         │    │ 毛巾等。                                              │
                         │    └─────────────────────────────────────────────────────┘
                         │    ┌─────────────────────────────────────────────────────┐
                         │────│ 环境准备：                                            │
                         │    │ 空气清新、环境整洁、温湿度适宜。                       │
                 ┌───────┤    └─────────────────────────────────────────────────────┘
                 │ 用物  │    ┌─────────────────────────────────────────────────────┐
                 │ 准备  │────│ 照护人员准备：                                        │
                 └───────┤    │ 着装整洁，无长指甲，洗手。                             │
                         │    └─────────────────────────────────────────────────────┘
                         │    ┌─────────────────────────────────────────────────────┐
                         └────│ 老年人准备：                                          │
                              │ 根据病情，优先安置坐位，其次为卧位。                   │
                              └─────────────────────────────────────────────────────┘
```

用物准备

- 物品准备：合适的老年人清洁开襟上衣或套头上衣、裤子。可酌情准备脸盆、毛巾等。
- 环境准备：空气清新、环境整洁、温湿度适宜。
- 照护人员准备：着装整洁，无长指甲，洗手。
- 老年人准备：根据病情，优先安置坐位，其次为卧位。

操作流程

1. 成员介绍：照护人员自我介绍。

2. 操作介绍：照护人员向老年人解释操作目的和更衣时配合方法，以取得老年人的配合。

3. 更换开襟上衣：
   （1）掀开盖被，解开上衣纽扣，一手扶住老年人肩部，另一手扶住髋部，协助老年人翻身侧卧，脱去一侧衣袖。
   （2）取清洁开襟上衣穿好一侧的衣袖，其余部分平整地掖于老年人身下。
   （3）协助老年人取平卧位，从老年人身下拉出清洁的和被更换的上衣。脱下被更换的上衣。穿好清洁上衣的另一侧衣袖。扣好纽扣。
   （4）拉平老年人上衣的衣身、衣袖，确保身下衣服无皱褶。整理衣领。
   （5）为老年人盖好盖被，整理床铺。

4. 更换套头上衣：
   （1）脱下套头衫：老年人套头上衣的下端向上拉至胸部，一手托起老年人头部，一手从背后向前脱下衣身部分。一手扶住老年人肩部，一手拉住近侧袖口脱下一侧衣袖，同法脱下另一侧衣袖。
   （2）穿上套头衫：辨别套头衫前后面，一手从衣袖口处伸入至衣身开口处，握住老年人手腕，将衣袖套入老年人手臂，同法穿好另一侧。一手托起老年人头部，一手握住衣身背部的下开口至领口部分，套入老年人头部。
   （3）将老年人套头衫衣身向下拉平，整理衣服至平整。
   （4）协助老年人取舒适体位，盖好盖被，整理床铺。

5. 更换裤子：
   （1）取清洁裤子辨别正反面。左手从裤管口套入至裤腰开口，轻握老年人脚踝，右手将裤管向老年人大腿方向提拉。同样方法穿上另一条裤管。
   （2）两手分别拉住两侧裤腰部分，向上提拉至老年人臀部。
   （3）协助老年人身体左倾，将右侧裤腰部分向上拉至腰部，再协助老年人身体右倾，将左侧裤腰部分向上拉至腰部。系好裤带、裤扣。
   （4）协助老年人盖好盖被，整理床铺。

整理用物

- 照护人员协助老年人盖好被子，整理床铺。
- 照护人员清洗双手，记录操作时间并观察老年人有无不良反应。

操作评价

- 叶奶奶更换了干净衣物、舒适美观。

衣物准备与更换

二、操作注意事项

（1）为老年人更换衣物时要调节好室内温度，尽量减少身体裸露时间，注意保护好老年人的隐私，冬季照护者要特别注意自己手的温度，不要用冰冷的手触摸老年人的身体。

（2）鼓励老年人尽量自己穿脱衣物，可保持其独立感及自尊心，千万不能强行代替穿戴。

（3）如果老年人自己衣服搭配得不合适，照护人员要表扬而不能责备，并帮助老年人调整好衣服，穿着舒适。

（4）操作全过程要体现耐心、尊重和人文关怀，注意保护老年人及照护人员安全。

【实践思考】

（1）如果老年人想反复穿同一件衣服，应当如何处理？

（2）自主穿衣的老年人在穿脱衣物过程中动作十分缓慢，是否可以代替老年人穿脱衣物？为什么？

【技能工单】

技能名称	衣物准备与更换	学时		培训对象	
学生姓名		联系电话		操作成绩	
操作设备		操作时间		操作地点	
技能目的	1. 掌握老年人衣物更换的操作流程及注意事项。 2. 能指导老年人进行衣服更换。 3. 能正确选择适合老年人穿着的衣物。 4. 尊老敬老，以人为本。				
技能实施	操作准备	1. 2. 3.			
	操作流程	1. 2. 3. 4. 5.			
	整理用物	1. 2.			
	自我评价				
教师评价					

【活页笔记】

技能名称	衣物准备与更换	姓名		学号	
实践要求	结合任务实施流程，开展实践练习。两人一组，一人模仿老年人进行穿脱衣物，一人进行评价分析。然后交换角色进行操作评价。				
实践心得体会					
反思与改进					
教师评价					

技能 10
饮食选择与帮助进食（JZ-10）

【技能目标】

知识目标

（1）掌握帮助老年人经口进食的操作流程及注意事项。

（2）熟悉老年人的食物选择。

（3）了解适合老年人的饮食种类。

能力目标

（1）能正确指导老年人经口进食。

（2）能正确选择适合老年人的饮食。

素质目标

（1）保证老年人顺畅安全进食。

（2）指导进食过程中未出现烫伤、呛咳、噎食等现象。

【相关知识】

老年人胃肠功能减弱、新陈代谢功能下降，味蕾也不如之前灵敏，牙齿脱落、松动，咀嚼能力下降等，其饮食标准要有所调整。依据老年人自身特点科学饮食、合理营养，从而保证健康长寿、延缓衰老、预防老年多发病，维护老年人健康，提高其生活质量。

一、老年人饮食种类

（1）普通饮食。适于咀嚼、消化功能好的老年人。老年人可根据自己的喜好，选择美观可口、容易消化，且营养素平衡的食物。不宜多吃油炸、胀气的食物。

（2）软质饮食。适于咀嚼消化能力较差的老年人。食物要求以软烂为主，如软米饭、面条。菜肉以切碎、煮烂为宜。

（3）半流质饮食。适于咀嚼消化能力差及有疾病的老年人。食物呈半流质状态，如米粥、面条、蛋羹等。此类食物无刺激性，纤维素含量少，且营养丰富。

（4）流质饮食。仅在老年人进食困难，或采用鼻胃管时，短期使用。食物呈流质状态，如牛奶、豆浆、米汤、果汁、菜汁等。此种饮食因所含热量及营养素不足，故不可长期使用。

二、老年人食物选择

（1）食物种类应尽量多样化，蔬菜、水果要选深色的，如蓝莓、花椰菜、芥蓝、番茄、香瓜、甘蓝等。

（2）碳水化合物要选未经过加工的全谷制品，如全麦面包、全谷早餐、面食、糙米饭、燕麦片、大麦等。

（3）奶油及肥肉里的饱和脂肪酸不要超过脂肪摄入总量的5%。

（4）蛋白质要从鱼肉、鸡肉、低脂肪酸乳酪、豆腐、面筋中摄取。

（5）每天从食物中摄取的胆固醇不要超过300 mg。

（6）不食过量的糖及含糖高的食物。

（7）避免吃加工制造的点心、糕饼及饮料等，以防反式脂肪酸、防腐剂、过多的饱和脂肪酸及食糖混进体内。

【技能导入】

张爷爷，78岁，患糖尿病20年，血糖控制尚可，平时生活基本能自理。最近子女陪同吃饭时，发现张爷爷无法准确夹取饭菜并将其放入口中。张爷爷自诉近期出现看不清东西，视力有模糊的现象，需要照护人员协助进食。

【技能分析】

一、主要问题

（1）协助进食：与视力模糊、看不清东西而无法准确进食有关。

（2）基础疾病：糖尿病病史20年。

二、制订照护方案

针对张爷爷的行为表现，为其制订个性化的帮助进食训练方案。

三、主要训练目标

（1）张爷爷愿意配合进食且进食过程顺利。

（2）张爷爷进食过程中未出现烫伤、呛咳、噎食等现象。

（3）张爷爷能尽量自己进食。

【技能实施】

一、操作流程

饮食选择与帮助进食

用物准备

物品准备：
轮椅或床上支架（或过床桌）、靠垫、枕头、毛巾、记录纸、笔。

环境准备：
清洁、整齐、明亮、舒适，适合进餐。

照护人员准备：
着装整洁，无长指甲，洗手。

老年人准备：
询问老年人进食前是否需要大小便，根据需要协助排便，协助老年人洗净双手。

操作流程

1.成员介绍：
照护人员自我介绍。

2.操作介绍：
照护人员向老年人解释操作目的和进食时配合方法以取得老年人的配合。

3.选择进食桌椅：
根据老年人坐下后，手肘以及膝盖能跟桌面、地面呈直角的高度来选择桌椅。如果桌椅过高，用户将无法看清食物，食欲将会减退，还有可能会因为下颚向上而导致误咽的发生。

4.摆放体位：
（1）协助老年人坐于餐椅上，双腿自然下垂双脚分开踩地。脚底不着地的话，全身将会难以用力，会导致咀嚼力下降。一定要保证让用户的脚底踩实地面。
（2）老年人与桌子的距离保持在一拳左右最为适当。
（3）将围裙围在老年人胸前，调节餐桌高度与老年人肘关节平齐，固定餐桌。

5.协助进餐：
照护人员将已准备好的食物盛入老年人的餐具中并摆放在餐桌上。
（1）鼓励能够自己进餐的老年人自行进餐。指导老年人上身坐直并稍向前倾，叮嘱老年人进餐时细嚼慢咽，不要边进食边讲话，以免发生呛咳。
（2）对于不能自行进餐的老年人，由照护人员喂饭。先用手触及碗壁感受并估计食物温热程度。以汤匙喂食时，每喂食一口，食物量为汤匙的1/3为宜，等看到老年人完全咽下后再喂食下一口。
（3）对于视力障碍能自己进食的老年人，照护人员将盛装温热食物餐碗放入老年人的手中（确认食物的位置），再将汤匙递到老年人手中，告知食物的种类，叮嘱老年人缓慢进食。进食带有骨头的食物，要特别告知小心进食，进食鱼类先协助剔除鱼刺。如老年人要求自己进食，可按时钟平面图放置食物，并告知名称，有利于老年人按需摄取。

整理用物

照护人员撤去餐具，协助老年人漱口、洗手，并保持坐位30分钟。

照护人员清洗双手，记录老年人进食情况。

操作评价

张爷爷进食过程顺利。

二、操作注意事项

（1）老年人进食过程中要细嚼慢咽，对吞咽障碍的老年人不可催促，应指导其缓慢进食，或将食物打碎呈糊状，易于吞咽。如发生呛咳，应立即停止进食，给予叩背。

（2）进食过程中出现恶心，应立即停止进食，可鼓励老年人深呼吸，询问有无其他不适，及时就医。

（3）进食过程中发生呕吐，应立即停止进食，将头偏向一侧，尽快清除呕吐物，防止呕吐物进入气管；协助漱口，更换衣服；观察呕吐物的性质、颜色、量和气味；测量生命体征，及时就医。

（4）指导老年人进食时应集中注意力，尽量避免讲话。

（5）在介助照护时，如果老年人无法顺利地将食物送入口中，或者食物从口中洒出来，要用毛巾小心地帮其擦干净。注意不要用勺子或筷子将洒出去的食物收集好再放入老年人口中。

【实践思考】

（1）如何平复老年人进食过程中的情绪？

（2）协助老年人进食时需要注意哪些问题？

【技能工单】

技能名称	饮食选择与帮助进食	学时		培训对象	
学生姓名		联系电话		操作成绩	
操作设备		操作时间		操作地点	
技能目的	1. 掌握帮助老年人经口进食的操作流程及注意事项。 2. 能正确指导老年人经口进食。 3. 能正确选择适合老年人的饮食。 4. 保证老年人顺畅安全进食。				
技能实施	操作准备	1. 2. 3.			
	操作流程	1. 2. 3. 4. 5.			
	整理用物	1. 2.			
	自我评价				
教师评价					

【活页笔记】

技能名称	饮食选择与帮助进食	姓名		学号	
实践要求	结合任务实施流程，开展实践练习。一人模拟老年人，一人选择合适的食物及帮助老年人经口进食，一人进行记录并评价。				
实践心得体会					
反思与改进					
教师评价					

技能 11
良肢位摆放与移动（JZ-11）

【技能目标】

知识目标

（1）掌握良肢位摆放的关键点及转移技巧。

（2）熟悉良肢位摆放方法。

（3）了解良肢位摆放的概念、目的。

能力目标

（1）能正确指导老年人进行良肢位摆放。

（2）能正确指导老年人进行良肢位移动。

素质目标

（1）能使老年人配合良肢位摆放，过程顺利、安全。

（2）增进老年人体位的舒适感。

【相关知识】

一、基本概念

良肢位，是指为防止或对抗痉挛姿势的出现，保持肩关节及早期诱发分离运动而设计的一种治疗体位。脑卒中偏瘫老年人的典型姿势表现为上肢的肩下沉后缩，肘关节曲，前臂旋前，腕关节掌屈，手指屈曲；下肢的外旋，髋膝关节伸直，足下垂内翻。早期注意并保持床上的正确体位，有助于预防或减轻上述痉挛姿势的出现和加重。

二、良肢位摆放的目的

（1）为防止或对抗痉挛、抑制异常模式的出现而设计的一种治疗体位。

（2）良肢位可有效地预防肩关节半脱位。

（3）良肢位的摆放和加强康复训练，可降低老年人的致残率，可极大地提高老年人的生活质量。

（4）良肢位有助于预防深静脉血栓、压疮等并发症，维持良好的血液循环。

三、良肢位移动的时间

良肢位开始时间一般在老年人生命体征稳定、神经医学症状不再进展后 48 小时进行。最新研究发现，脑卒中老年人入院当天即可开始进行康复训练，以良肢位摆放为主。

建议每 2 小时翻身 1 次，晚上适当延长至 4 小时翻身 1 次，以保障老年人的睡眠。

当老年人可以离开床活动、进行锻炼时，夜间睡眠不应再强制老年人于某一体位，应以舒适、保证休息为主。

【技能导入】

朱奶奶，78 岁，高血压病史 15 年，需常规口服降压药物并定期监测血压，平时喜欢跳广场舞。半年前朱奶奶突发脑梗死，住院期间情绪异常暴躁，经常对老伴发脾气。现已经出院，右侧肢体偏瘫，语言表达欠清晰，需要协助其进行良肢位摆放。

【技能分析】

一、主要问题

（1）良肢位摆放：右侧肢体偏瘫需要协助摆放体位。

（2）基础疾病：有高血压病史 15 年，用药需要协助。

（3）社交孤立：脑梗后肢体活动不便，无法参与以往喜欢的社交活动。

二、制订照护方案

针对朱奶奶的行为表现，为其制订个性化的良肢位摆放训练方案。

三、主要训练目标

（1）保持朱奶奶各关节正常活动范围，防止关节肌肉挛缩，功能减退。

（2）便于为朱奶奶开展治疗和护理操作。

（3）增进朱奶奶体位的舒适感。

【技能实施】

一、操作流程

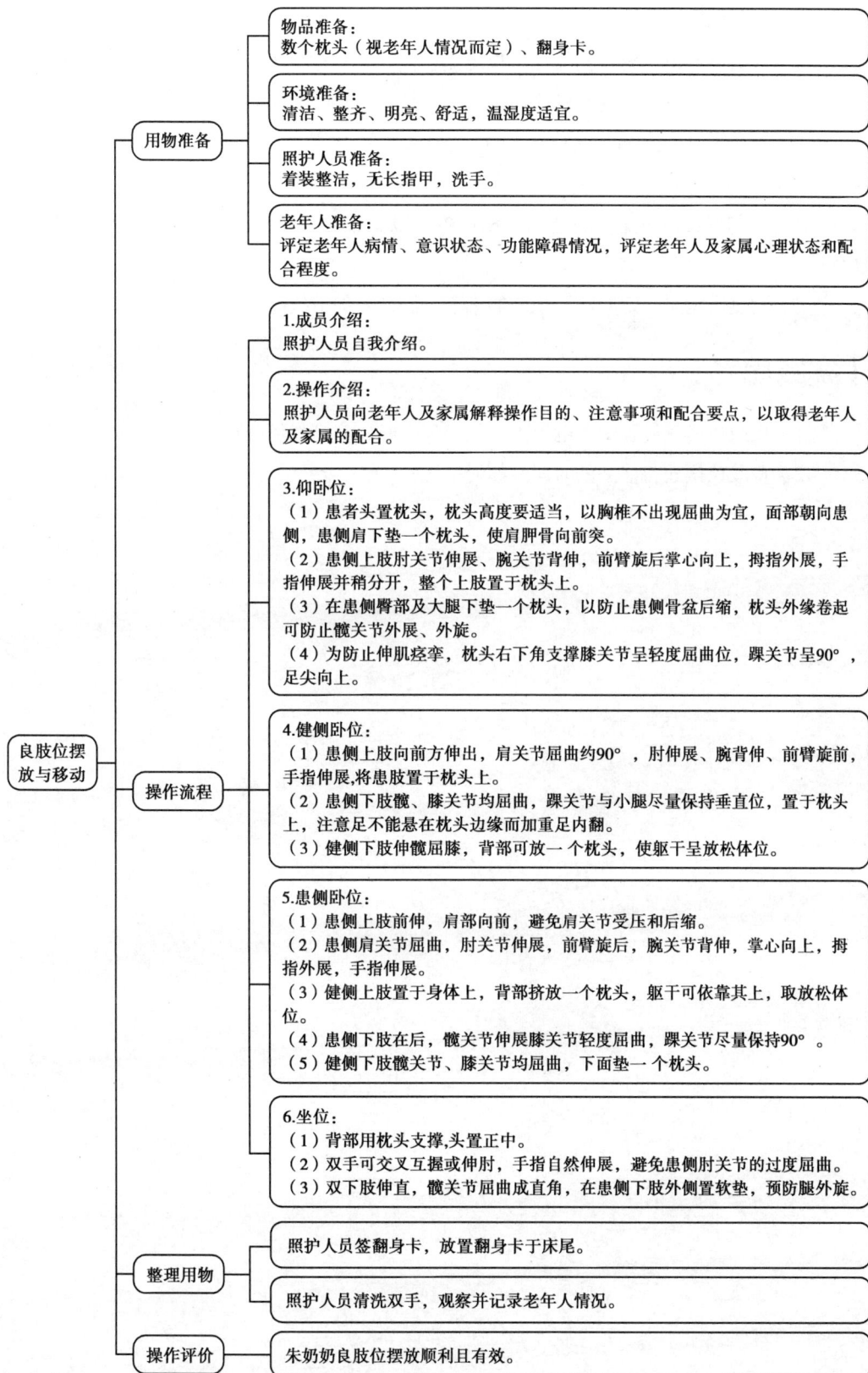

良肢位摆放与移动

用物准备

物品准备：
数个枕头（视老年人情况而定）、翻身卡。

环境准备：
清洁、整齐、明亮、舒适，温湿度适宜。

照护人员准备：
着装整洁，无长指甲，洗手。

老年人准备：
评定老年人病情、意识状态、功能障碍情况，评定老年人及家属心理状态和配合程度。

操作流程

1.成员介绍：
照护人员自我介绍。

2.操作介绍：
照护人员向老年人及家属解释操作目的、注意事项和配合要点，以取得老年人及家属的配合。

3.仰卧位：
（1）患者头置枕头，枕头高度要适当，以胸椎不出现屈曲为宜，面部朝向患侧，患侧肩下垫一个枕头，使肩胛骨向前突。
（2）患侧上肢肘关节伸展、腕关节背伸，前臂旋后掌心向上，拇指外展，手指伸展并稍分开，整个上肢置于枕头上。
（3）在患侧臀部及大腿下垫一个枕头，以防止患侧骨盆后缩，枕头外缘卷起可防止髋关节外展、外旋。
（4）为防止伸肌痉挛，枕头右下角支撑膝关节呈轻度屈曲位，踝关节呈90°，足尖向上。

4.健侧卧位：
（1）患侧上肢向前方伸出，肩关节屈曲约90°，肘伸展、腕背伸、前臂旋前，手指伸展，将患臂置于枕头上。
（2）患侧下肢髋、膝关节均屈曲，踝关节与小腿尽量保持垂直位，置于枕头上，注意足不能悬在枕头边缘而加重足内翻。
（3）健侧下肢伸髋屈膝，背部可放一个枕头，使躯干呈放松体位。

5.患侧卧位：
（1）患侧上肢前伸，肩部向前，避免肩关节受压和后缩。
（2）患侧肩关节屈曲，肘关节伸展，前臂旋后，腕关节背伸，掌心向上，拇指外展，手指伸展。
（3）健侧上肢置于身体上，背部挤放一个枕头，躯干可依靠其上，取放松体位。
（4）患侧下肢在后，髋关节伸展膝关节轻度屈曲，踝关节尽量保持90°。
（5）健侧下肢髋关节、膝关节均屈曲，下面垫一个枕头。

6.坐位：
（1）背部用枕头支撑，头置正中。
（2）双手可交叉互握或伸肘，手指自然伸展，避免患侧肘关节的过度屈曲。
（3）双下肢伸直，髋关节屈曲成直角，在患侧下肢外侧置软垫，预防腿外旋。

整理用物

照护人员签翻身卡，放置翻身卡于床尾。

照护人员清洗双手，观察并记录老年人情况。

操作评价

朱奶奶良肢位摆放顺利且有效。

二、操作注意事项

（1）摆放良肢位时绝对不能托、拉患侧肢体，尤其是肩关节。

（2）良肢位摆放也应定时变化体位、定时翻身。

（3）注意仰卧位老年人易出现压疮的位置要保持干净、干爽，尽量避免长时间仰卧位。

（4）患侧卧位时一定要将患肩被动前伸，以免长时间受压，产生疼痛，影响患侧上肢循环。

（5）健侧卧位时一定要注意患肢的细节，注意各关节抗痉挛摆放。

【实践思考】

（1）良肢位摆放过程中，老年人突然出现呕吐，应该如何处理？

（2）良肢位摆放与移动的时间应如何把握？

【技能工单】

技能名称	良肢位摆放与移动	学时		培训对象	
学生姓名		联系电话		操作成绩	
操作设备		操作时间		操作地点	
技能目的	1.掌握良肢位摆放的关键点及转移技巧。 2.能正确指导老年人进行良肢位摆放。 3.能正确指导老年人进行良肢位移动。 4.能使老年人配合良肢位摆放，过程顺利，安全。 5.增进老年人体位的舒适感。				
技能实施	操作准备	1. 2. 3.			
	操作流程	1. 2. 3. 4. 5.			
	整理用物	1. 2.			
	自我评价				
教师评价					

【活页笔记】

技能名称	良肢位摆放与移动	姓名		学号	
实践要求	结合任务实施流程，开展实践练习。两人模拟老年人选择合适的体位进行良肢位的摆放与移动，一人进行记录并评价。				
实践心得体会					
反思与改进					
教师评价					

技能 12
排泄、排便照料与援助（JZ-12）

【技能目标】

知识目标

（1）掌握帮助老年人排泄、排便照料的操作流程及注意事项。

（2）熟悉影响老年人排便的因素。

（3）了解帮助老年人养成规律排便习惯的方法。

能力目标

（1）能描述老年人排泄异常、尿液异常的观察要点。

（2）会分析老年人胃肠活动及排泄、排便功能特点。

素质目标

（1）能倾听老年人的需求，重视老年人的排泄照料。

（2）能在照护人员帮助下协助老年人解决大小便需求。

【相关知识】

一、排泄的基本知识

排泄是指机体将新陈代谢的产物和不需要或过剩的物质排出体外的生理活动过程。

二、影响老年人排便的因素

（1）心理因素：排便与情绪相关，紧张、焦虑等情绪不利于排便。

（2）环境：排便涉及个人隐私，如果缺乏隐蔽的环境，老年人会减少排便甚至拒绝排便以降低窘迫感。

（3）饮食：饮食对排便有很大的影响，进食过多的精细食物、摄入的纤维素不足，不利于排便。

（4）水分：水分可影响粪便的软硬度。如果水分摄入不足，肠道便会主动吸收水分，导致粪便干硬，出现便秘。

（5）个人习惯：养成良好的、规律的排便习惯是非常重要的。排便不规律的老年人可进行排便训练，通常经过训练后可在特定的时间进行排便。但是，若老年人总是忽略便意，影响排便的规律，而无法建立规律。

（6）肌肉张力：肌肉张力会影响肠道肌肉活动以及骨骼肌协助排便的能力。

（7）药物：老年人如果长期使用预防便秘或缓解便秘的药物，会产生依赖心理。

（8）刺激物：细菌、毒素等会刺激肠道，促使肠蠕动加快，影响肠道的功能。

（9）疼痛：疼痛或局部水肿影响排便。

（10）年龄：老年人的代谢能力下降，发生运动、神经障碍的概率也相对增加，排便的习惯会有所改变。

三、排便异常与排尿异常

1. 排便异常

（1）便秘：排便次数减少，一周内排便次数少于 2~3 次，大便干结，排便费力。腹部有时可触及包块，肛诊可触及粪块。

（2）粪便嵌塞：老年人有排便冲动，腹部胀痛，直肠肛门疼痛，肛门处有少量液化的粪便渗出，但不能排出粪便。

（3）腹泻：排便次数明显超过平日习惯的频率，粪质稀薄，常伴有腹痛、恶心、呕吐、肠鸣、有急于排便的需要和难以控制的感觉。

（4）排便失禁：老年人不自主地排出粪便。

（5）肠胀气：老年人表现为腹部膨隆，叩诊呈鼓音，腹胀、痉挛性疼痛、呃逆、肛门排气过多。当肠胀气压迫膈肌和胸腔时，可出现气急和呼吸困难。

2. 排尿异常

（1）尿失禁：膀胱括约肌丧失排尿控制能力，使尿液不自主地流出。

（2）尿潴留：膀胱内潴留大量的尿液而又不能自主排出，表现为下腹胀满、排尿困难、耻骨上膨隆、扪及囊性包块，叩诊为实音。

四、帮助老年人养成规律的排便习惯

（1）改变不良的排便习惯：避免过分依赖药物；避免在马桶上久坐；提供有利于排便的独立、隐蔽、无异味的宽松环境。

（2）养成规律的排便习惯：不要人为地控制排便，应养成定时排便的习惯。

【技能导入】

李爷爷，80 岁，轻度认知障碍，偶尔忘记东西放在哪里，能自行走路，生活需要照护人员帮助。照护人员观察了解老年人的生活习惯，定期提醒引导老年人如厕大小便，养成早餐后大便的习惯。现在李爷爷已经吃完早餐，照护人员帮助其如厕。

【技能分析】

一、主要问题

（1）规律排便：养成早餐后大便的习惯。

（2）轻度认知障碍：忘记东西放置的位置。

二、制订照护方案

针对李爷爷的行为表现，为其制订个性化的如厕训练方案。

三、主要训练目标

（1）李爷爷能顺利进入卫生间解决排便需求。

（2）李爷爷在使用便器过程中未出现皮肤受伤、受凉、尿液飞溅等现象。

【技能实施】

一、操作流程

1.如厕帮助

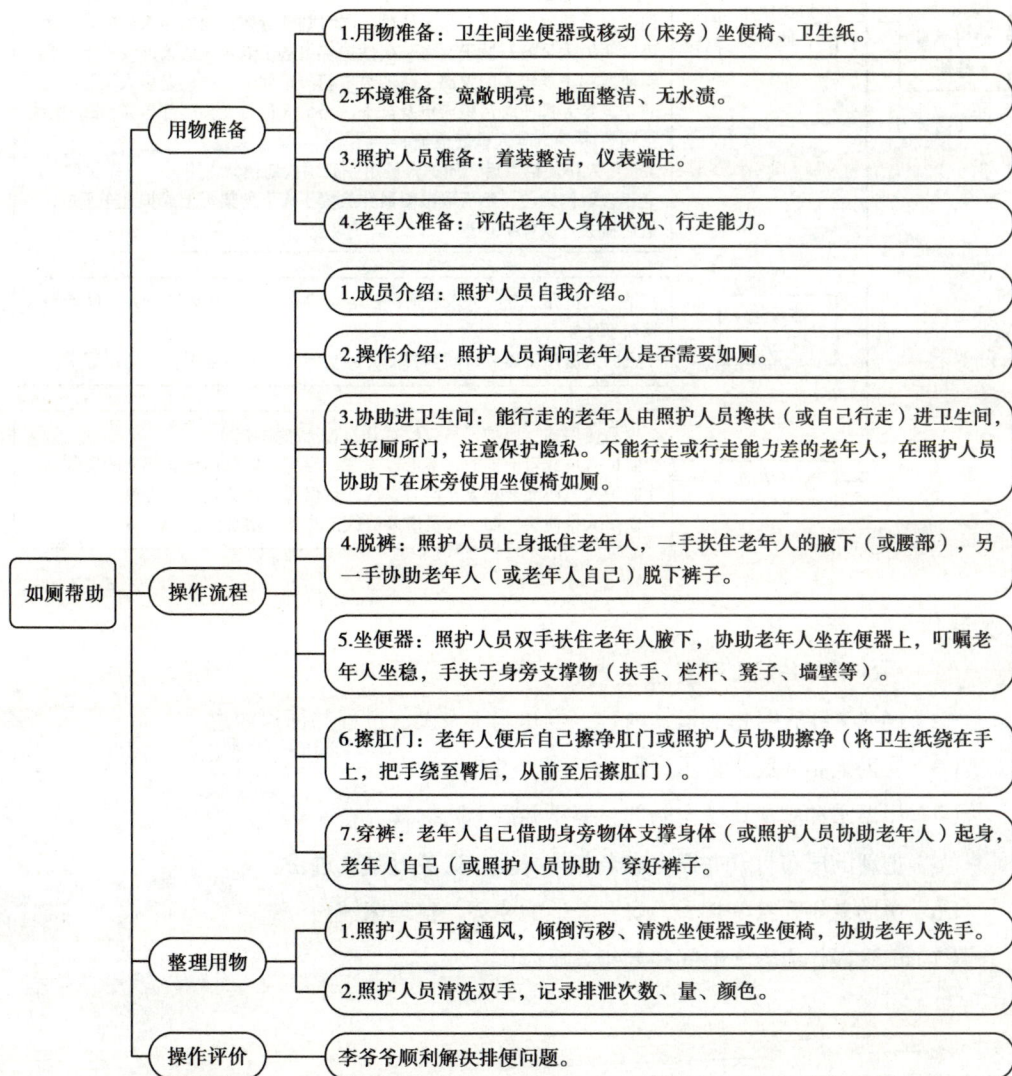

用物准备
- 1.用物准备：卫生间坐便器或移动（床旁）坐便椅、卫生纸。
- 2.环境准备：宽敞明亮，地面整洁、无水渍。
- 3.照护人员准备：着装整洁，仪表端庄。
- 4.老年人准备：评估老年人身体状况、行走能力。

操作流程
- 1.成员介绍：照护人员自我介绍。
- 2.操作介绍：照护人员询问老年人是否需要如厕。
- 3.协助进卫生间：能行走的老年人由照护人员搀扶（或自己行走）进卫生间，关好厕所门，注意保护隐私。不能行走或行走能力差的老年人，在照护人员协助下在床旁使用坐便椅如厕。
- 4.脱裤：照护人员上身抵住老年人，一手扶住老年人的腋下（或腰部），另一手协助老年人（或老年人自己）脱下裤子。
- 5.坐便器：照护人员双手扶住老年人腋下，协助老年人坐在便器上，叮嘱老年人坐稳，手扶于身旁支撑物（扶手、栏杆、凳子、墙壁等）。
- 6.擦肛门：老年人便后自己擦净肛门或照护人员协助擦净（将卫生纸绕在手上，把手绕至臀后，从前至后擦肛门）。
- 7.穿裤：老年人自己借助身旁物体支撑身体（或照护人员协助老年人）起身，老年人自己（或照护人员协助）穿好裤子。

整理用物
- 1.照护人员开窗通风，倾倒污秽、清洗坐便器或坐便椅，协助老年人洗手。
- 2.照护人员清洗双手，记录排泄次数、量、颜色。

操作评价
- 李爷爷顺利解决排便问题。

2. 帮助卧床老年人使用便器排便

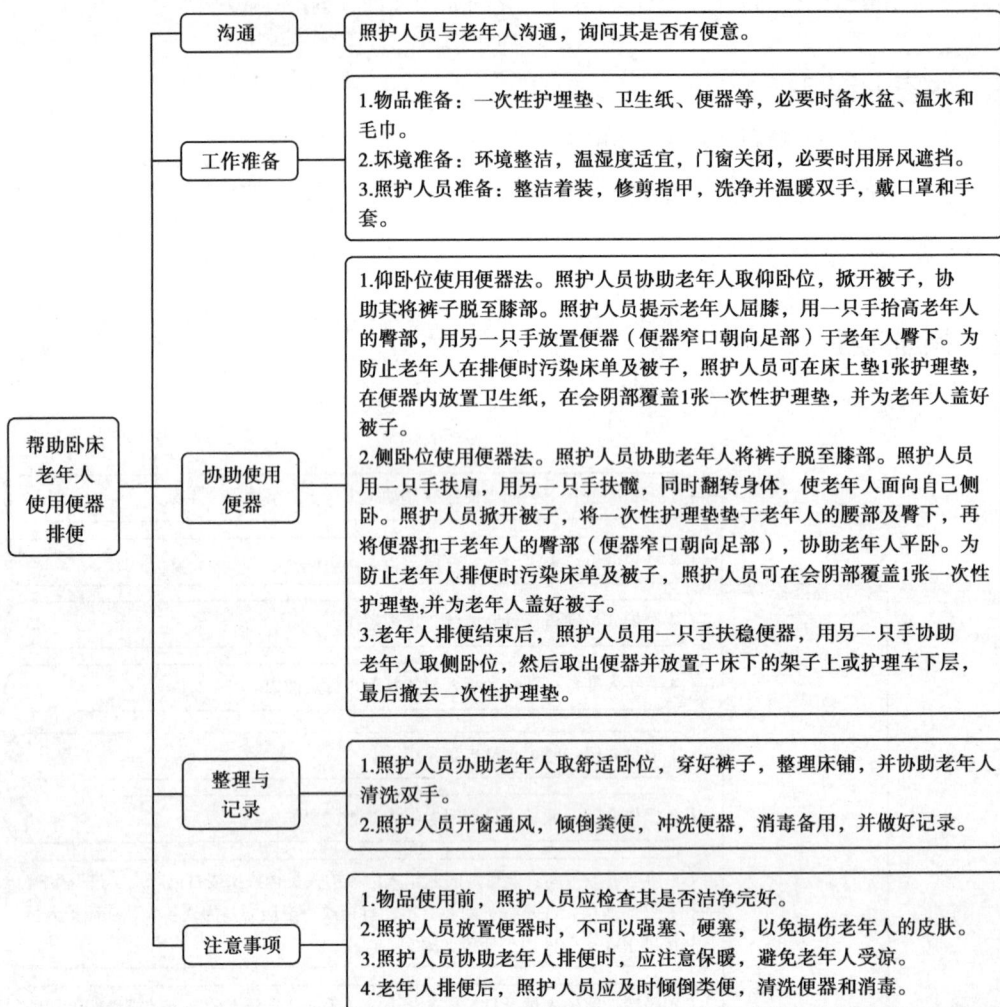

沟通	照护人员与老年人沟通，询问其是否有便意。
工作准备	1.物品准备：一次性护理垫、卫生纸、便器等，必要时备水盆、温水和毛巾。 2.环境准备：环境整洁，温湿度适宜，门窗关闭，必要时用屏风遮挡。 3.照护人员准备：整洁着装，修剪指甲，洗净并温暖双手，戴口罩和手套。
协助使用便器	1.仰卧位使用便器法。照护人员协助老年人取仰卧位，掀开被子，协助其将裤子脱至膝部。照护人员提示老年人屈膝，用一只手抬高老年人的臀部，用另一只手放置便器（便器窄口朝向足部）于老年人臀下。为防止老年人在排便时污染床单及被子，照护人员可在床上垫1张护理垫，在便器内放置卫生纸，在会阴部覆盖1张一次性护理垫，并为老年人盖好被子。 2.侧卧位使用便器法。照护人员协助老年人将裤子脱至膝部。照护人员用一只手扶肩，用另一只手扶髋，同时翻转身体，使老年人面向自己侧卧。照护人员掀开被子，将一次性护理垫垫于老年人的腰部及臀下，再将便器扣于老年人的臀部（便器窄口朝向足部），协助老年人平卧。为防止老年人排便时污染床单及被子，照护人员可在会阴部覆盖1张一次性护理垫，并为老年人盖好被子。 3.老年人排便结束后，照护人员用一只手扶稳便器，用另一只手协助老年人取侧卧位，然后取出便器并放置于床下的架子上或护理车下层，最后撤去一次性护理垫。
整理与记录	1.照护人员办助老年人取舒适卧位，穿好裤子，整理床铺，并协助老年人清洗双手。 2.照护人员开窗通风，倾倒粪便，冲洗便器，消毒备用，并做好记录。
注意事项	1.物品使用前，照护人员应检查其是否洁净完好。 2.照护人员放置便器时，不可以强塞、硬塞，以免损伤老年人的皮肤。 3.照护人员协助老年人排便时，应注意保暖，避免老年人受凉。 4.老年人排便后，照护人员应及时倾倒类便，清洗便器和消毒。

操作步骤：

（1）手部消毒并戴上手套。

（2）确认老年人身份和操作内容，告知老年人操作过程并征得同意。

（3）协助老年人脱去裤子，移至一侧，撤掉旧尿布。

（4）用温水和肥皂清洗会阴部，擦干并涂上防护膏。

（5）把新的尿布打开并固定在老年人身上，避免过紧或过松。

（6）协助老年人穿好裤子，安置舒适的姿势，整理床铺。

（7）记录操作内容、时间和老年人反应。

操作完成后，护理员脱下手套并丢弃，清洁工具并对床单和周围环境进行清理和消毒。同时，将操作记录和老年人反应记录在护理记录单上，并将记录单存放在老年人的病历档案中。

3. 为老年人更换一次性尿垫

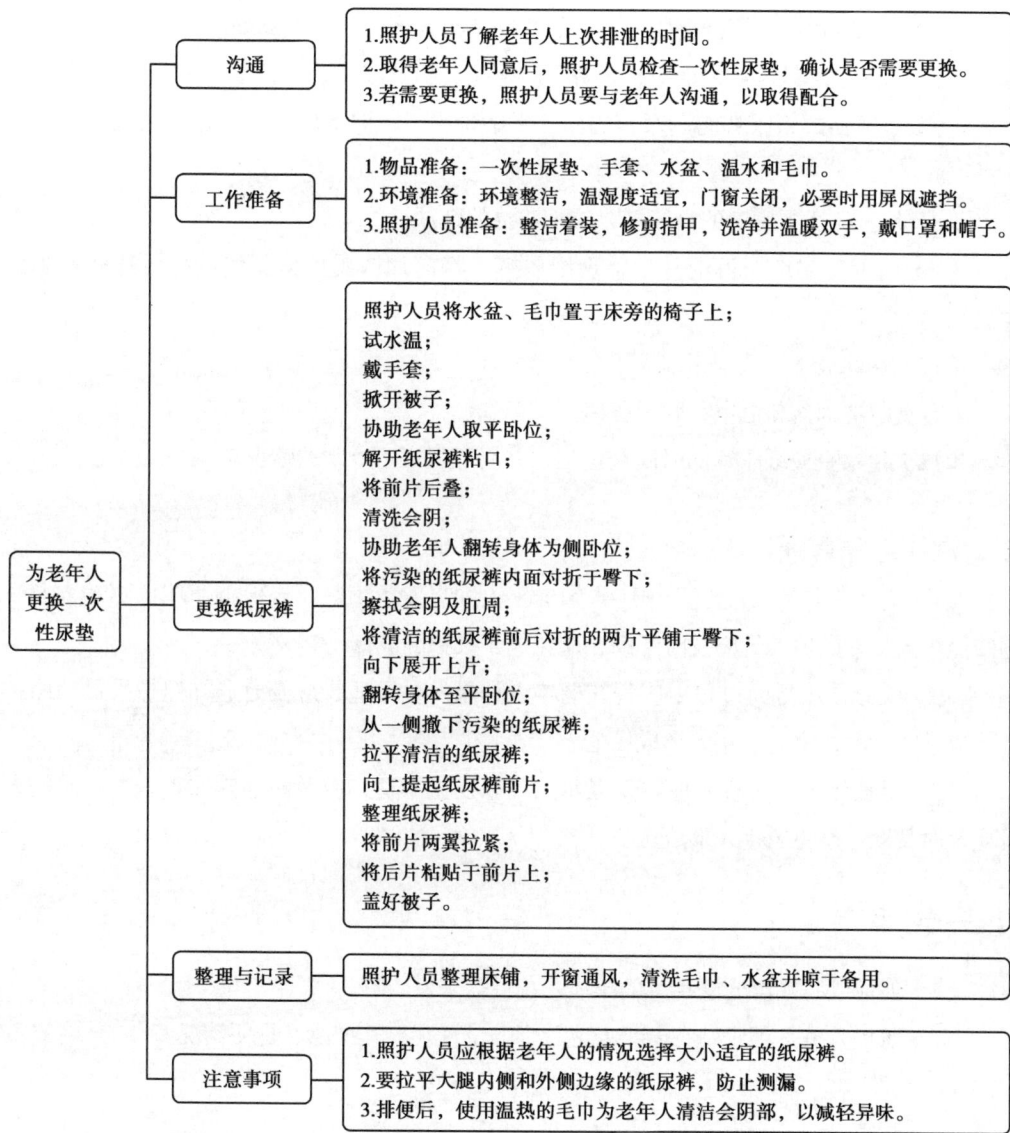

	沟通	1.照护人员了解老年人上次排泄的时间。 2.取得老年人同意后，照护人员检查一次性尿垫，确认是否需要更换。 3.若需要更换，照护人员要与老年人沟通，以取得配合。
	工作准备	1.物品准备：一次性尿垫、手套、水盆、温水和毛巾。 2.环境准备：环境整洁，温湿度适宜，门窗关闭，必要时用屏风遮挡。 3.照护人员准备：整洁着装，修剪指甲，洗净并温暖双手，戴口罩和帽子。
为老年人更换一次性尿垫	更换纸尿裤	照护人员将水盆、毛巾置于床旁的椅子上； 试水温； 戴手套； 掀开被子； 协助老年人取平卧位； 解开纸尿裤粘口； 将前片后叠； 清洗会阴； 协助老年人翻转身体为侧卧位； 将污染的纸尿裤内面对折于臀下； 擦拭会阴及肛周； 将清洁的纸尿裤前后对折的两片平铺于臀下； 向下展开上片； 翻转身体至平卧位； 从一侧撤下污染的纸尿裤； 拉平清洁的纸尿裤； 向上提起纸尿裤前片； 整理纸尿裤； 将前片两翼拉紧； 将后片粘贴于前片上； 盖好被子。
	整理与记录	照护人员整理床铺，开窗通风，清洗毛巾、水盆并晾干备用。
	注意事项	1.照护人员应根据老年人的情况选择大小适宜的纸尿裤。 2.要拉平大腿内侧和外侧边缘的纸尿裤，防止渗漏。 3.排便后，使用温热的毛巾为老年人清洁会阴部，以减轻异味。

操作步骤：

（1）将水盆、毛巾、一次性尿垫、手套、温水和毛巾准备好。

（2）确认老年人上次排便时间，并征得他的同意进行尿垫更换。

（3）戴上手套并试水温，掀开被子。

（4）协助老年人取平卧位，解开纸尿裤的粘口。

（5）将前片后叠，清洗会阴部，然后协助老年人翻转身体为侧卧位。

（6）将污染的纸尿裤内面对折于臀下，擦拭会阴及肛周。

（7）将清洁的纸尿裤前后对折的两片平铺于臀下，向下展开上片，然后翻转身体至平卧位。

（8）从一侧撤下污染的纸尿裤，拉平清洁的纸尿裤。

（9）向上提起纸尿裤前片，整理纸尿裤，将前片两翼拉紧，然后将后片粘贴于前片上。

（10）盖好被子，整理床铺。

（11）清洗水盆和毛巾，晾干备用。

（12）记录更换纸尿裤的时间和过程，并注意观察不寻常的情况。

二、操作注意事项

（1）老年人如厕帮助过程中应告知老年人如果发生不适，应保持原体位不动，及时通知照护人员。照护人员应及时帮助，避免老年人摔倒或摔伤。

（2）便器使用帮助过程中应告知老年人如果发生不适，应及时通知照护人员。照护人员应及时帮助，避免老年人形成压疮。

（3）更换纸尿裤过程中应告知老年人如果发生不适，应及时通知照护人员。照护人员应及时帮助，避免老年人形成压疮。

【实践思考】

（1）如何倾听并沟通老年人的排泄、排便需求？

（2）照护人员是否应站在老年人能看到的位置观察其排泄、排便情况？

【技能工单】

技能名称	排泄、排便照料与援助	学时		培训对象	
学生姓名		联系电话		操作成绩	
操作设备		操作时间		操作地点	

| 技能目的 | 1. 掌握帮助老年人排泄、排便照料的操作流程及注意事项。
2. 能描述老年人排便异常、尿液异常的观察要点。
3. 能倾听老年人的需求，重视老年人的排泄、排便照料。
4. 能在照护人员帮助下解决老年人大小便需求。 | | | | |

技能实施	操作准备	1. 2. 3. 4.
	操作流程	1. 2. 3. 4. 5. 6. 7.
	整理用物	1. 2.
	自我评价	

教师评价	

【活页笔记】

技能名称	排泄、排便照料与援助	姓名		学号	
实践要求	结合任务实施流程，开展实践练习。两人模拟帮助老年人完成排泄，解决大小便需求，一人进行记录并评价。				
实践心得体会					
反思与改进					
教师评价					

技能 13
身体清洁（JZ-13）

【技能目标】

知识目标

（1）掌握帮助老年人身体清洁的操作流程及注意事项。

（2）熟悉老年人身体清洁的要求。

（3）了解老年人身体清洁方法的分类。

能力目标

（1）能叙述老年人淋浴的步骤。

（2）能协助老年人进行淋浴。

素质目标

（1）树立尊老敬老，以人为本的服务意识。

（2）关心体贴老年人，态度认真，动作轻柔。

【相关知识】

清洁是人类最基本的生理需要之一，具体的清洁是指去除身体的表面污垢，如排泄物、分泌物及有利于细菌繁殖的物质，保护皮肤的防御功能，促进血液循环。老年人身体清洁主要有淋浴、盆浴和床上擦浴三种。

一、身体清洁的重要性

通过对身体表面的清洗及揉搓，可以达到消除疲劳，促进血液循环，改善睡眠，提高皮肤新陈代谢和增强抗病能力的目的，还可以改善自我形象，使老年人拥有自信和自尊，感觉舒适、安全及心情轻松愉快。

二、身体清洁的要求

油脂积聚会刺激皮肤，阻塞毛孔或在皮肤上形成污垢，因此照护人员应指导老年人经常沐浴。容易出汗的老年人，应指导其常洗澡并保持干燥，这样可以防止皮肤因潮湿而破损；对于皮肤干燥的老年人，应指导其酌情减少洗澡次数。

三、清洁用品的选择

照护人员应根据老年人皮肤的干燥程度、油性、完整性等状况，个人喜好及清洁用品使用的目的和效果来进行选择。

四、皮肤清洁的观察要点

（1）皮肤的颜色、温度、柔软度、完整性、弹性、感觉、清洁度等。应注意体位、环境因素（如温室）、汗液量、皮脂分泌、水肿和色素沉着等情形对评估准确性的影响。

（2）老年人的意识状态，是否瘫痪或软弱无力，有无关节活动受限，需要完全协助还是部分协助，清洁习惯及对清洁品的选择，老年人对保持皮肤清洁、健康等相关知识的了解程度及需求。

【技能导入】

李奶奶，83岁，冠心病史10年，身体状况良好，意识清醒，四肢活动度尚可，能够用语言进行交流。照护人员根据李奶奶的生活习惯，今日需要为李奶奶进行身体清洁，并给予家属照护指导。

【技能分析】

一、主要问题

（1）协助淋浴：老年人83岁高龄，需要协助淋浴以保证安全。
（2）基础疾病：患冠心病10年。

二、制订照护方案

针对李奶奶的行为表现，为其制订个性化的协助淋浴训练方案。

三、主要训练目标

（1）保持李奶奶身体的清洁舒适。
（2）保持李奶奶精神愉悦。

【技能实施】

一、操作流程

1. 协助老年人淋浴

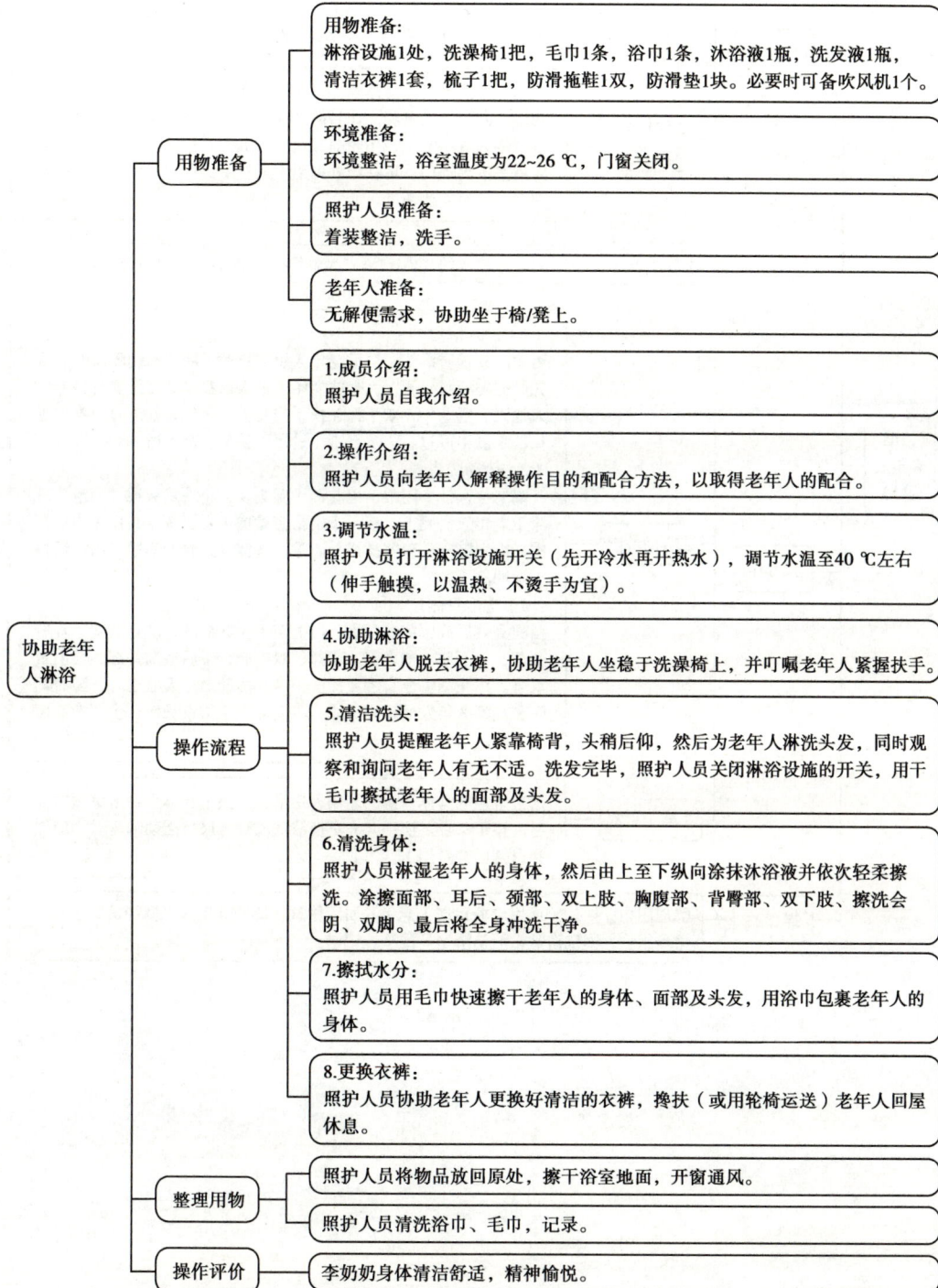

```
协助老年
人淋浴
├── 用物准备
│     ├── 用物准备：
│     │     淋浴设施1处，洗澡椅1把，毛巾1条，浴巾1条，沐浴液1瓶，洗发液1瓶，
│     │     清洁衣裤1套，梳子1把，防滑拖鞋1双，防滑垫1块。必要时可备吹风机1个。
│     ├── 环境准备：
│     │     环境整洁，浴室温度为22~26 ℃，门窗关闭。
│     ├── 照护人员准备：
│     │     着装整洁，洗手。
│     └── 老年人准备：
│           无解便需求，协助坐于椅/凳上。
├── 操作流程
│     ├── 1.成员介绍：
│     │     照护人员自我介绍。
│     ├── 2.操作介绍：
│     │     照护人员向老年人解释操作目的和配合方法，以取得老年人的配合。
│     ├── 3.调节水温：
│     │     照护人员打开淋浴设施开关（先开冷水再开热水），调节水温至40 ℃左右
│     │     （伸手触摸，以温热、不烫手为宜）。
│     ├── 4.协助淋浴：
│     │     协助老年人脱去衣裤，协助老年人坐稳于洗澡椅上，并叮嘱老年人紧握扶手。
│     ├── 5.清洁洗头：
│     │     照护人员提醒老年人紧靠椅背，头稍后仰，然后为老年人淋洗头发，同时观
│     │     察和询问老年人有无不适。洗发完毕，照护人员关闭淋浴设施的开关，用干
│     │     毛巾擦拭老年人的面部及头发。
│     ├── 6.清洗身体：
│     │     照护人员淋湿老年人的身体，然后由上至下纵向涂抹沐浴液并依次轻柔擦
│     │     洗。涂擦面部、耳后、颈部、双上肢、胸腹部、背臀部、双下肢、擦洗会
│     │     阴、双脚。最后将全身冲洗干净。
│     ├── 7.擦拭水分：
│     │     照护人员用毛巾快速擦干老年人的身体、面部及头发，用浴巾包裹老年人的
│     │     身体。
│     └── 8.更换衣裤：
│           照护人员协助老年人更换好清洁的衣裤，搀扶（或用轮椅运送）老年人回屋
│           休息。
├── 整理用物
│     ├── 照护人员将物品放回原处，擦干浴室地面，开窗通风。
│     └── 照护人员清洗浴巾、毛巾，记录。
└── 操作评价
      └── 李奶奶身体清洁舒适，精神愉悦。
```

2. 协助老年人盆浴

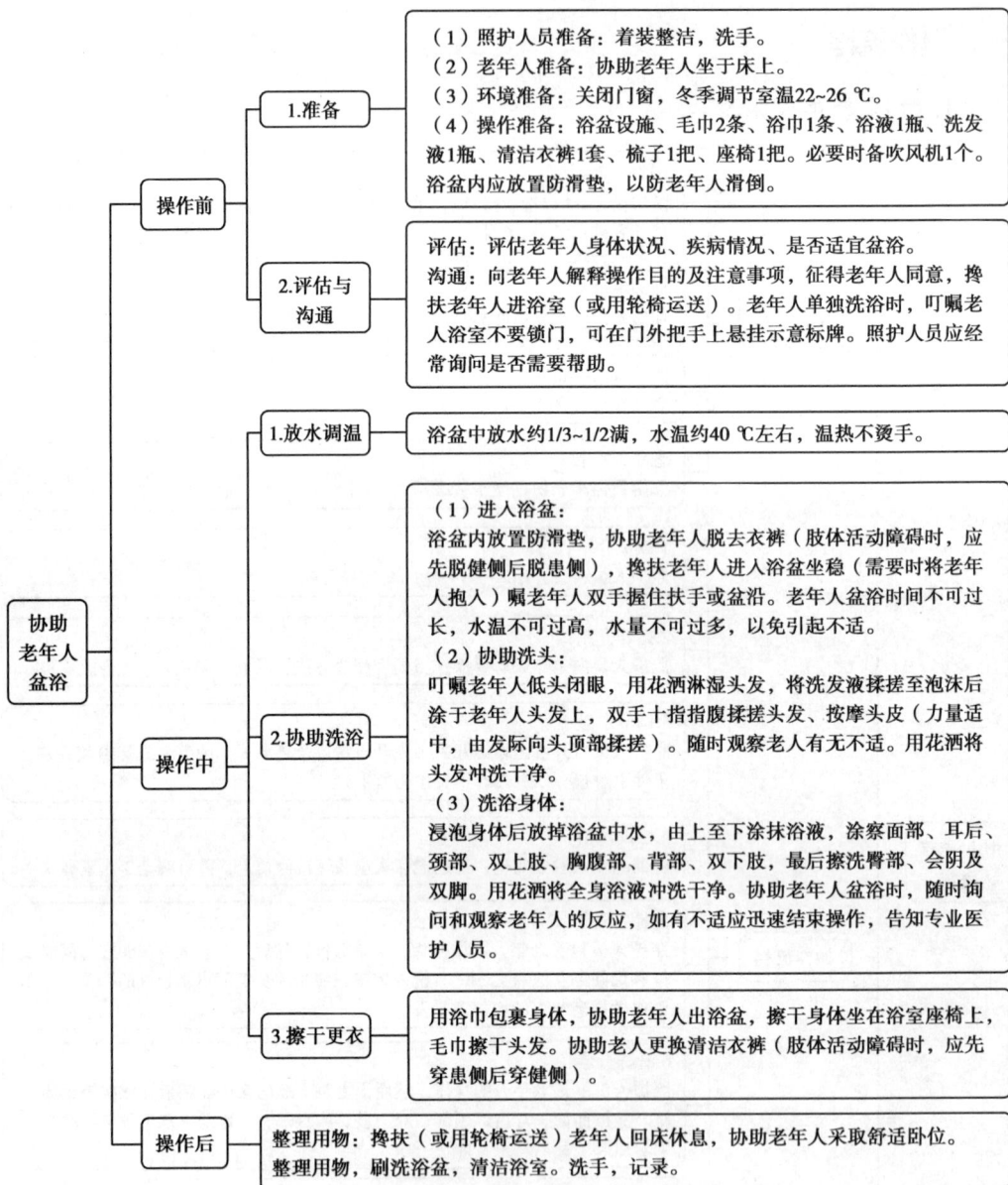

协助老年人盆浴

操作前

1.准备
（1）照护人员准备：着装整洁，洗手。
（2）老年人准备：协助老年人坐于床上。
（3）环境准备：关闭门窗，冬季调节室温22~26 ℃。
（4）操作准备：浴盆设施、毛巾2条、浴巾1条、浴液1瓶、洗发液1瓶、清洁衣裤1套、梳子1把、座椅1把。必要时备吹风机1个。浴盆内应放置防滑垫，以防老年人滑倒。

2.评估与沟通
评估：评估老年人身体状况、疾病情况、是否适宜盆浴。
沟通：向老年人解释操作目的及注意事项，征得老年人同意，搀扶老年人进浴室（或用轮椅运送）。老年人单独洗浴时，叮嘱老人浴室不要锁门，可在门外把手上悬挂示意标牌。照护人员应经常询问是否需要帮助。

操作中

1.放水调温
浴盆中放水约1/3~1/2满，水温约40 ℃左右，温热不烫手。

2.协助洗浴
（1）进入浴盆：
浴盆内放置防滑垫，协助老年人脱去衣裤（肢体活动障碍时，应先脱健侧后脱患侧），搀扶老年人进入浴盆坐稳（需要时将老年人抱入）嘱老年人双手握住扶手或盆沿。老年人盆浴时间不可过长，水温不可过高，水量不可过多，以免引起不适。
（2）协助洗头：
叮嘱老年人低头闭眼，用花洒淋湿头发，将洗发液揉搓至泡沫后涂于老年人头发上，双手十指指腹揉搓头发、按摩头皮（力量适中，由发际向头顶部揉搓）。随时观察老人有无不适。用花洒将头发冲洗干净。
（3）洗浴身体：
浸泡身体后放掉浴盆中水，由上至下涂抹浴液，涂擦面部、耳后、颈部、双上肢、胸腹部、背部、双下肢，最后擦洗臀部、会阴及双脚。用花洒将全身浴液冲洗干净。协助老年人盆浴时，随时询问和观察老年人的反应，如有不适应迅速结束操作，告知专业医护人员。

3.擦干更衣
用浴巾包裹身体，协助老年人出浴盆，擦干身体坐在浴室座椅上，毛巾擦干头发。协助老人更换清洁衣裤（肢体活动障碍时，应先穿患侧后穿健侧）。

操作后

整理用物：搀扶（或用轮椅运送）老年人回床休息，协助老年人采取舒适卧位。整理用物，刷洗浴盆，清洁浴室。洗手，记录。

二、操作注意事项

（1）老年人独自淋浴时，浴室不可锁门。照护人员可在门外的把手上悬挂示意标牌，且应多次询问老年人是否需要帮助。

（2）浴室应放置防滑垫，老年人穿好防滑拖鞋后方可进入。

（3）提示老人从脚尖（离心脏较远的部分）开始冲身体，可以减轻对心脏的负担，防止血压急剧上升。

（4）给老年人冲洗身体时，照护人员要经常用手确认水温以免温度过低或者过高。另外，根据老年人的不同习惯，冲洗身体的顺序也不同，所以需要事前进行确认。

（5）老年人淋浴时间不可过长，水温不可过高，以免发生眩晕。

（6）淋浴应安排在老年人进餐1小时以后进行，以免影响食物的消化和吸收。

（7）照护人员应随时观察并询问老年人有无不适，如有不适，应立即结束操作，并告知医护人员。

（8）避免不必要的曝光，保护老年人隐私。

【实践思考】

（1）老年人空腹时是否可以进行淋浴，为什么？

（2）如何设定浴室与更衣室的温度？

【技能工单】

技能名称	身体清洁	学时		培训对象	
学生姓名		联系电话		操作成绩	
操作设备		操作时间		操作地点	
技能目的	1. 掌握帮助老年人身体清洁的操作流程及注意事项。 2. 能叙述老年人淋浴的步骤。 3. 能帮助老年人进行淋浴。 4. 树立尊老敬老，以人为本的服务意识。 5. 关心体贴老年人，态度认真，动作轻柔。				
技能实施	操作准备	1. 2. 3.			
	操作流程	1. 2. 3. 4. 5. 6. 7. 8.			
	整理用物	1. 2.			
	自我评价				
教师评价					

【活页笔记】

技能名称	身体清洁	姓名		学号	
实践要求	结合任务实施流程，开展实践练习。两人一组协助模拟老年人完成淋浴，一人进行记录评价。交换角色后，一人协助模拟老年人进行盆浴，另一人进行记录评价。				
实践心得体会					
反思与改进					
教师评价					

模块 3：健康照顾

【模块描述】

随着老年人身体机能降低，抵抗力减退，一旦染病或者因身体脆弱导致事故发生，照护者也会身心疲惫。健康照顾是指给老年人提供适宜生活的环境，预防突发事故，给予老年人正确用药的方法，预防突发疾病，并学会与医生的沟通方法。老年人的照护员可以帮助老年人布置安全的环境、预防事故发生，学习维持健康照顾的方法，预防疾病的发生。

【学习目标】

掌握

（1）卧室、楼梯、走廊、玄关等环境布置的技巧。

（2）老年人服药的方法和流程。

（3）身体保暖与冷却的技能。

（4）预防脱水和感染的技能。

熟悉

（1）预防老年人事故的考虑要点。

（2）常见急用物品箱包含的物品。

（3）不同情况下进行身体保暖或冷却的干预方法。

（4）熟悉极易引起脱水的状况。

（5）医生的选择和医生出诊时的沟通方法。

了解

（1）老年人常发生的意外事故类型。

（2）急救物品管理、药物服用的内涵。

（3）身体保暖和冷却方法应用的原则。

（4）选择家庭医生的重要性。

技能 14
事故预防与宜居环境（JZ-14）

【技能目标】

知识目标

（1）理解宜居环境、事故预防等知识的内涵。

（2）熟悉跌倒、骨折等老年人相关意外事故的发生原因。

（3）掌握宜居环境改造的要点、布置环境的技能。

能力目标

（1）能对老年人起居环境做好布置，预防事故发生。

（2）能够重新评估老年人的生活环境，提出改造建议。

素质目标

（1）环境布置时具备对老年人特殊化习惯的接纳能力。

（2）在宜居环境布置中，除了与老年人进行沟通和交流，也应该给家属宣教。

（3）做到让老年人明白意外事故的严重性，做好自身防护。

【相关知识】

一、跌倒

跌倒是我国 65 岁以上老年人意外伤害死亡的首位原因。老年人跌倒发生率高、后果严重。根据国家疾病监测系统死因监测结果显示，我国 65 岁及以上老年人跌倒死亡率为 58.03/10 万，为该年龄人群因伤害致死的首位原因，占比高达 34.8%。研究表明，老年人跌倒所致骨折比例高达 31.79%，主要为下肢（31.38%），其次是头部（22.46%）、躯干（20.71%）。跌倒所致中重度损伤占比为 37.21%。跌倒造成的损伤还可伴发肺部感染、下肢静脉血栓、压疮等并发症。严重影响老年人身心健康、日常活动及独立生活能力，增加家庭和社会的经济负担。

二、引起老年人发生意外事故的原因

（1）踩空楼梯跌落。

（2）当老年人想拿东西时，从帮助取物的凳子上摔倒。

（3）在潮湿的浴室或者打湿的地面上滑倒。

（4）被放在地板上的类似电线的物品绊倒。

（5）不当操作燃气灶、取暖器等引起烧伤或中毒。

三、老年人容易发生摔伤或烫伤的原因

1. 摔伤

随着年龄增长，老年人骨骼代谢增加，大部分营养物质流失，导致骨密度下降，引发骨质疏松。这时如果骨头稍微受到撞击，就会导致骨折。比如下肢的股骨，一旦跌倒就有可能折断。老年人的骨折愈合非常慢，如果在治疗中"卧床不起"，不愿意运动的话，极易引起废用综合征。

2. 烫伤

在使用灶台上的烹饪器具、火炉、暖水袋等取暖物品时，老年人经常被烫伤或引发火灾，这是因为由于老化，记忆力减退，很容易弄错炊具的使用方法、器具的操作步骤。另外老年人的皮肤感觉变得迟钝，长时间使用暖水袋等取暖物品，难以感受到温度的变化，继而导致低温烫伤，且症状容易恶化。

四、预防事故的考虑要点

1. 预防老年人摔伤

（1）环境的安全：保持地面清洁干燥，及时清理地面杂物，家具靠墙摆放以方便老年人活动，床、椅子高度适中，室内光线适宜（室内安装日光灯及地灯，采光适宜），安装紧急呼叫系统。

（2）行走的安全：提示老年人行走时尽量不穿拖鞋、高跟鞋，靠墙边行走，上下楼梯及乘坐电梯时要握住扶手，必要时使用辅助工具。

（3）卫生间、浴室的安全：老年人洗澡时可用洗澡椅，地面设有防滑垫。浴室不用时要保持地面干燥。坐便器高度适中，卫生用品取用方便。

2. 预防老年人烫伤

（1）进食热食和热汤时，护理员要事先告知老年人，待温热再食用。

（2）饮用水和漱口水温度不超过 43 ℃，倾倒热水时，避开老年人。

（3）使用烤灯时要调节好距离，随时观察，避免皮肤烫伤。

（4）控制老年人洗浴时水温，水温调节合适后再协助老年人沐浴。

（5）冬季老年人使用暖水袋时，注意温度不宜过高，一般情况下小于 50 ℃为宜；暖水袋外要包裹一层毛巾，避免直接接触皮肤，放置距离身体 10 cm。

五、适老环境概述

适老环境，也称居养适老功能环境，是指为养老机构或居家而设计，适合老年人居养的环境，分为养老机构适老环境与居家适老环境。养老机构适老环境是养老机构为失能老年人提高独立生活能力，防止跌倒、跌倒不受伤害、跌倒及时发现而设置的具有平衡功能的环境；居家适老环境是由老年人居家生活空间、老年人功能障碍潜能、适老辅具、护理人员的能力构成的具有补偿、代偿、适应型的预防老年人跌倒、跌倒不受伤害、伤害及时发现的功能性居家养老环境。

1. 社会环境

失能老年人的社会环境一般是指社会给予支持的态度，比如优惠政策、人文关怀等；社会给予经济支持的力度，比如经费补助、经济补贴等。

2. 生活环境

生活环境是一个微观的概念，指失能老年人的个人生活环境和家庭的生活照顾。前者主要包括家庭住房条件、家庭活动空间、家庭具备的家具和电器、生活用品设施等，以及家庭经济状况；后者的含义是，家庭成员是失能老年人生活环境的一部分，包括生活起居照料人员，如父母、子女、爱人、亲友、护工等人员。此外，从使用空间的角度，适老环境还可以分为室外环境和室内环境。评价适老环境优劣的关键在于，是否能够给予适老辅具使用者足够的方便和安全。

【技能导入】

刘奶奶，独自一人在家居住，因为有收藏旧物品的习惯，家中的储物柜、茶几、衣柜等处被旧报纸、衣服、鞋子等各种各样的物品塞满，客厅也因堆满舍不得扔的旧家具只留下窄窄的通道，刘奶奶也因此经常找不到钥匙。最近因家中的灯光太暗，被客厅中一根不起眼的绳子绊倒了，导致骨折住院。

【技能分析】

一、主要问题

（1）适老环境忽略：正常人体平衡力从60岁开下降，每十年平衡力会下降16%。所以60岁以上的老年人要特别注意预防跌倒。适老环境建设，决定了老年人居养安全的程度。

（2）囤积症：有调查显示，成人的囤积症发病率为2%~5%，以老年人居多。一方面，老年人曾经历过物资匮乏的年代，也就不舍得丢弃物品，另一方面，老年人退休后心理上会感到失落，有的还会因为收入减少产生畏惧感，很多老年人不知道怎么打发大量时间，而收集、囤积物品可以给他们带来满足和安全感。

二、制订照护方案

为了预防刘奶奶跌倒事故的发生，开展适老环境的改善，并做知识宣教。

三、主要照护目标

做好事故预防，提供适老环境改善建议。

【技能实施】

一、操作流程

事故预防与宜居环境

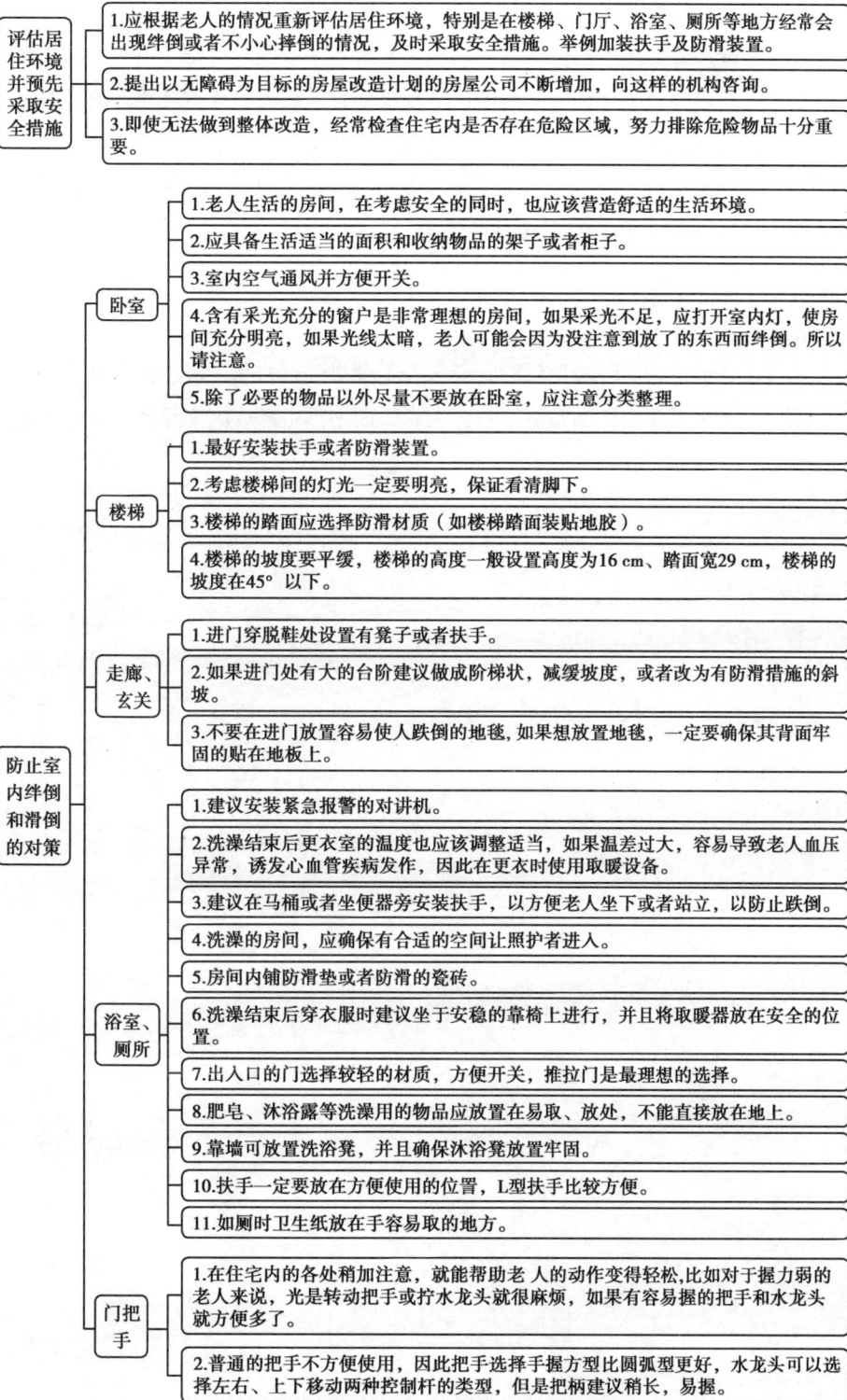

- 评估居住环境并预先采取安全措施
  - 1.应根据老人的情况重新评估居住环境，特别是在楼梯、门厅、浴室、厕所等地方经常会出现绊倒或者不小心摔倒的情况，及时采取安全措施。举例加装扶手及防滑装置。
  - 2.提出以无障碍为目标的房屋改造计划的房屋公司不断增加，向这样的机构咨询。
  - 3.即使无法做到整体改造，经常检查住宅内是否存在危险区域，努力排除危险物品十分重要。

- 防止室内绊倒和滑倒的对策
  - 卧室
    - 1.老人生活的房间，在考虑安全的同时，也应该营造舒适的生活环境。
    - 2.应具备生活适当的面积和收纳物品的架子或者柜子。
    - 3.室内空气通风并方便开关。
    - 4.含有采光充分的窗户是非常理想的房间，如果采光不足，应打开室内灯，使房间充分明亮，如果光线太暗，老人可能会因为没注意到放了的东西而绊倒。所以请注意。
    - 5.除了必要的物品以外尽量不要放在卧室，应注意分类整理。
  - 楼梯
    - 1.最好安装扶手或者防滑装置。
    - 2.考虑楼梯间的灯光一定要明亮，保证看清脚下。
    - 3.楼梯的踏面应选择防滑材质（如楼梯踏面装贴地胶）。
    - 4.楼梯的坡度要平缓，楼梯的高度一般设置高度为16 cm、踏面宽29 cm，楼梯的坡度在45°以下。
  - 走廊、玄关
    - 1.进门穿脱鞋处设置有凳子或者扶手。
    - 2.如果进门处有大的台阶建议做成阶梯状，减缓坡度，或者改为有防滑措施的斜坡。
    - 3.不要在进门放置容易使人跌倒的地毯，如果想放置地毯，一定要确保其背面牢固的贴在地板上。
  - 浴室、厕所
    - 1.建议安装紧急报警的对讲机。
    - 2.洗澡结束后更衣室的温度也应该调整适当，如果温差过大，容易导致老人血压异常，诱发心血管疾病发作，因此在更衣时使用取暖设备。
    - 3.建议在马桶或者坐便器旁安装扶手，以方便老人坐下或者站立，以防止跌倒。
    - 4.洗澡的房间，应确保有合适的空间让照护者进入。
    - 5.房间内铺防滑垫或者防滑的瓷砖。
    - 6.洗澡结束后穿衣服时建议坐于安稳的靠椅上进行，并且将取暖器放在安全的位置。
    - 7.出入口的门选择较轻的材质，方便开关，推拉门是最理想的选择。
    - 8.肥皂、沐浴露等洗澡用的物品应放置在易取、放处，不能直接放在地上。
    - 9.靠墙可放置洗浴凳，并且确保沐浴凳放置牢固。
    - 10.扶手一定要放在方便使用的位置，L型扶手比较方便。
    - 11.如厕时卫生纸放在手容易取的地方。
  - 门把手
    - 1.在住宅内的各处稍加注意，就能帮助老人的动作变得轻松，比如对于握力弱的老人来说，光是转动把手或拧水龙头就很麻烦，如果有容易握的把手和水龙头就方便多了。
    - 2.普通的把手不方便使用，因此把手选择手握方型比圆弧型更好，水龙头可以选择左右、上下移动两种控制杆的类型，但是把柄建议稍长，易握。

二、操作注意事项

（1）提出宜居环境调整建议前，一定要给老年人解释清楚环境布置的重要性。

（2）在进行环境评估时，除了评估环境本身，也需要尊重老年人的意愿。

（3）开展家庭会议，让家属参与提供宜居环境建议的活动中。

（4）如果可能，宜居环境布置时让老年人参与，并在每个环节询问老年人的感想，老年人的参与有助于维持环境改善的结果。

【实践思考】

（1）在提供宜居环境建议时，老年人不舍得丢弃物品，应该怎么办？

（2）老年人总将跌倒归咎于自己大意，而不是由环境因素导致，应该怎么办？

【技能工单】

技能名称	事故预防与宜居环境	学时		培训对象	
学生姓名		联系电话		操作成绩	
操作设备		操作时间		操作地点	
技能目的	1. 掌握宜居环境建议的要点。 2. 能对老年人居住的环境进行评估。 3. 能够掌握引起老年人意外事故的原因, 并在提出环境建议时, 对老年人进行知识宣教。 4. 能与老年人及家属合作, 并尊重老年人习惯。				
技能实施	评估居住环境并预先采取安全措施		1. 2. 3.		
	防止室内绊倒和滑倒的对策	卧室	1. 2.		
		楼梯	1. 2.		
		走廊、玄关	1. 2.		
		浴室、厕所	1. 2.		
		门把手	1. 2.		
	自我评价				
教师评价					

【活页笔记】

技能名称	事故预防与宜居环境	姓名		学号	
实践要求	结合任务实施流程，开展实践练习。模拟老年人的居家环境，并根据老年人生活状态给予环境改善建议及做好事故预防宣教。				
实践心得体会					
反思与改进					
教师评价					

技能 15
药品管理与服药方法（JZ-15）

【技能目标】

知识目标

（1）理解急救物品管理、药物服用的内涵。

（2）熟悉常见急用物品箱包含的物品。

（3）掌握针对不同药剂帮助服用、服药时检查的技能。

能力目标

（1）能对老年人服药进行检查。

（2）能够使用适宜的方法帮助老年人服用药物。

（3）能够保管好药品，使药品不变质，让老年人不错误用药。

素质目标

（1）具备理解老年人不愿意吃药或者吃药困难的行为。

（2）做到在服药前，一定仔细确认服用方法及剂量，并与老年人做好沟通，确认老年人服下药品。

（3）具备与医疗人员保持良好沟通、合作的能力，并具有记下药物可能产生的副作用的能力。

【相关知识】

一、急救药品的管理

确认急救药品的有效期，每年检查、补充一次，在家庭急救箱中随时准备一定数量的医疗用品，以防万一受伤或生病。

二、急救药品管理的注意事项

（1）急救箱的存放位置应避免阳光直射、高温、潮湿，应放在家庭中任何人都能立即知道的地方。

（2）防止药物误服和误用，应放在幼儿和老年痴呆症患者够不到的地方。

（3）定期检查里面的药品，每年至少检查一次，立即补充减少的药品。

（4）药物有效期满后，应立即更换新药。

（5）为了避免使用其他人的服用药，紧急药物应与家居常备药物分开存放。

三、常见的急救箱物资

紧急药品包括外用药、内用药、家庭药品耗材。外用药包括消毒药（碘伏、双氧水等）、外用蚊虫叮咬药物、漱口药、眼药水、膏药等；内用药包括解热镇痛药、肠胃药、止泻药、感冒药等；家庭药品耗材包括三角巾、绷带、无菌纱布、创可贴、脱脂棉、棉签、纱布包、护垫、胶带、冰枕、体温计、剪刀、镊子、小型手电筒、指甲刀、掏耳器等。

在急救箱的背面贴上家庭医生的紧急联络方式、急救中心电话、急救药品检查最终日期等。

四、老年人服药的注意事项

1. 经常确认药物的副作用，担心时向医生报告

生理机能下降很多的老年人，基础代谢率下降，尿液排泄的时间更长，因此比年轻人更容易产生副作用。此外，老年人经常同时服用多种治疗疾病的药物，会产生相互作用的问题。事先向医生/药剂师确认处方药有哪些副作用，以及如果出现这些症状，是否应立即停止服用，并在护理日志中持续记录老年人服用的药物类型，以及是否有副作用，也有助于防止副作用或药物相互作用引起的事故。购买非处方药的时候，也应记下每种药物的副作用。

2. 坐起来服药

老年人的吞咽功能逐渐衰退，因此在给老年人用药时，一定要让他们坐起来服用，如果躺在床上，不能顺利吞咽，药物会卡在喉咙里，结果可能是无法呼吸，或者药物停留在食管，导致局部肿痛。另外，如果药片或胶囊剂太大而无法吞咽，可考虑使用相同成分的液剂或散剂，但应该事先咨询医生或药剂师。

3. 严格遵守指示的服用时间内服用药物

顿服药是服药一种方式，主要是将一天药物使用量一次性服下。顿服药在使用以后能够使药效快速集中起来，使药效迅速发挥作用，从而达到治疗疾病效果，有利于疾病快速的恢复，如果医生指示为"饭前"，则应在饭前30分钟服用，"饭后"的药物应在饭后30分钟以内服用。此外，还需要事先向医生或药剂师确认如果忘记服药应该怎样做，有些药物过了指示时间最好停止服用，而有些药物即使已经过了指定的时间，也必须服用。

五、服药困难的处理方法

服药困难的处理方法：药物是液剂或者散剂时可以使用增稠剂和少量水固化后使用；药物是片剂或者胶囊，可以和药店出售的果冻粉同时服用；药物是油剂（如蓖麻油），可以让药物浮于果汁上服用。

【技能导入】

李奶奶，85岁，患有脑梗死、心脏病、糖尿病、高血压等多种疾病，每天需要多次服药，但是服药种类太多，而且服药时间不同，因此她常常无法准时或者忘记吃药；有时又因药物太苦或者太大，导致她吞不下去，每次吃药李奶奶都觉得十分痛苦。

【技能分析】

一、主要问题

（1）药物太多，但是不懂得如何管理。

（2）不知道服药的具体流程，无法确认药效是否发挥并辨认副作用。

二、制订照护方案

针对李奶奶的情况，明确服药流程。

三、主要目标

让李奶奶按时服药、准确服药，并明白药物的副作用，及时向医生汇报。

【技能实施】

一、操作流程

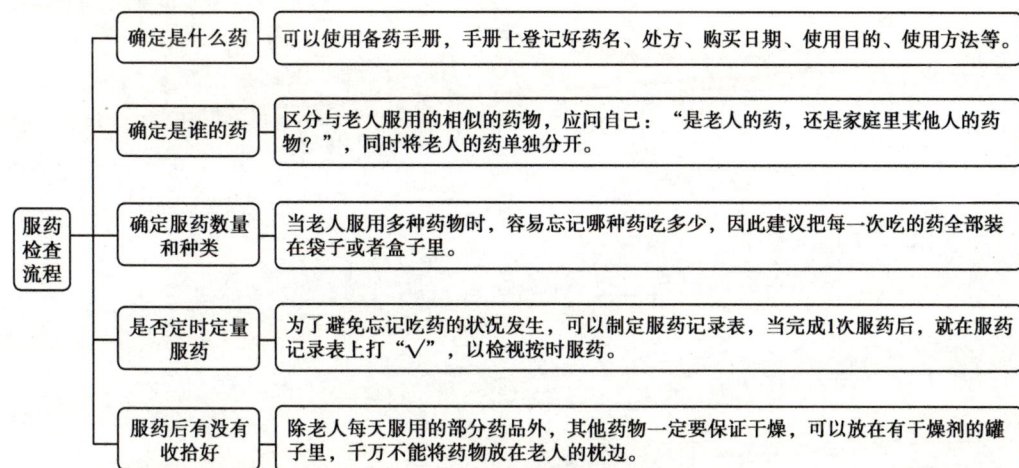

二、操作注意事项

（1）操作前与医生、家属、老年人确认老年人需要服用的药物种类、量、注意事项，并检查现有药物是否对应得上。

（2）使用药物时均需再次确认后，再给予老年人服用。

（3）可以根据老年人服药的习惯，在服药前或者后给予她喜欢的食物，让老年人顺利服药。

（4）随时观察药物产生的副作用是否导致老年人行为异常，出现药物不良反应时，及时联系家属或医生。

【实践思考】

（1）老年人情绪不好，不予配合服药时，应当如何处理？

（2）如果因老年人外出，没能按时服药，应当如何处理？

【技能工单】

技能名称	药品管理与服药方法	学时		培训对象	
学生姓名		联系电话		操作成绩	
操作设备		操作时间		操作地点	
技能目的	1. 掌握服药的流程。 2. 能在服药前, 做好沟通和准备。 3. 能够及时观察到药物可能带来的副作用, 出现异常行为的时候, 联系相关人员。 4. 能与医护形成良好的合作。				
技能实施	确定是什么药	1. 2.			
	明确是谁的药	1. 2.			
	确定服药数量和种类	1. 2.			
	是否定时定量服药	1. 2.			
	服药后是否收拾好	1. 2.			
	自我评价				
教师评价					

【活页笔记】

技能名称	药品管理与服药方法	姓名		学号	
实践要求	结合任务实施流程，开展实践练习，掌握给老年人正确用药的方法，并做好药品管理。两人一组进行老年人服药的模拟操作练习，第三人进行评估分析，再交换角色模拟操作。				
实践心得体会					
反思与改进					
教师评价					

技能 16
身体保暖和降温方法（JZ-16）

【技能目标】

知识目标

（1）理解身体保暖和降温的内涵。

（2）掌握各个部位身体保暖和降温、制作简易冰袋的技能。

（3）熟悉不同情况进行身体保暖或降温的干预方法。

能力目标

（1）能对老年人及时运用保暖和降温方法。

（2）能对老年人身体不同部位进行保暖和降温。

（3）能够在合适的时机选择保暖或降温的方法。

（4）能够观察保暖和降温有可能引起的意外伤害。

素质目标

（1）能够理解老年人发生疾病的不良情绪。

（2）具备在进行保暖和降温的照护过程中与老年人进行沟通和交流的能力。

（3）体现与医护人员形成团队的合作意识。

【相关知识】

一、身体保暖和降温方法应用的原则

最基本的家庭护理之一就是给老年人的身体保暖和降温。一般来说，护理的原则是在老年人症状加重的急性期冷却身体，在初期症状缓解的慢性期保暖，但最重要的是老年人自己的意愿。除非有医生的指示或者明显有违常理的情况，应按照老年人的意愿去进行保暖或降温处理。

二、身体保暖和降温的作用

1. 保暖可以加速新陈代谢，缓解疼痛

温热可以促进血液循环加速新陈代谢，因此可以缓解腰背部疼痛、肩膀酸痛、腹泻引

起的腹痛，同时对便秘和肠道气体的排出也有一定的效果。但是，如果热水袋等保暖物品直接持续接触皮肤，可能会导致低温烧伤，因此需要特别注意放置保暖物品的部位。

2. 冷刺激可以抑制局部症状

感冒发热，或者头痛、牙痛、瘀伤、扭伤时，冷敷可以缓解局部症状。此外，如果因为花粉过敏而眼睛发痒或充血，冰敷可以减轻症状。这是因为冷刺激会暂时减弱患处的感知神经功能，从而抑制症状。但是，如果老年人发热而感到寒冷或者发抖，此时不能用冰敷给他们降温。此外，在使用冰枕时，需注意枕头的高度，为了避免肩膀受凉，应用毛巾将冷却的物品披在肩膀上。

三、使用热水袋保暖的注意事项

（1）装水前，应先排尽袋内空气（将袋放平由后向前挤压），防止袋内空气受热膨胀将开水喷出，烫伤老年人。

（2）老年人使用热水袋，水温应调节至 50 ℃左右，热水袋装入布袋和包裹毛巾，避免与皮肤直接接触，防止烫伤。

（3）老年人应避免长时间使用热水袋，时间 30~60 分钟为宜。

（4）在老年人使用热水袋过程中，照护员每 15 分钟巡视一次。如发生烫伤立即停止使用，局部降温并及时报告。

（5）不定时检查老年人皮肤是否变红。

四、冰袋的制作方法

将冰块打碎，去掉冰块的棱角，将冰袋放置于保鲜袋中，然后将冰袋捋一捋，排出袋子中的空气，在袋子中加入少量的水，用绳子将袋子的口系紧。也可以在市面上购买冰袋，置于冰箱中的冷冻室，使用时取出即可。

【技能导入】

李奶奶，82 岁，在养老机构居住，因为老年人的身体虚弱，一旦发热常需要物理降温，而且李奶奶患有类风湿关节炎，每到秋天，睡觉时都要盖上厚厚的被子，穿上厚厚的衣服，对身体保暖以预防关节引发疼痛。

【技能分析】

一、主要问题

发热：发热的病因包括病毒感染、细菌感染、基础疾病、免疫力低下，老年人一旦出现发热的状况应立即补充水分，并进行物理降温，第一时间通知医生。

类风湿关节炎：类风湿关节炎是一种自身免疫疾病，指免疫系统对正常组织进行错误攻击，导致关节出现一系列的炎症反应，常表现为晨僵、关节疼痛、关节肿胀、关节功能障碍等。

二、制订照护方案

针对李奶奶的不同情况，为其制订个性化的照护方案，如不同部位的身体保暖等。

三、主要目标

针对老年人不同的身体状况，给予保暖或降温。

【技能实施】

一、操作流程

```
                  ┌── 足部 ── 先将毯子盖在脚上，然后在隔脚10 cm左右处置保暖袋，然后再盖上被子。
                  │
                  ├── 腹部 ── 先用布包裹保暖袋，再置于腹部。
  不同部位保暖 ──┤
                  ├── 背部 ── 先让老人侧卧，将毛毯卷成卷支撑背部，再将热水袋置于背上。
                  │
                  └── 肩部 ── 将热毛巾置于保鲜袋，再用干毛巾包起来贴放在肩上。
```

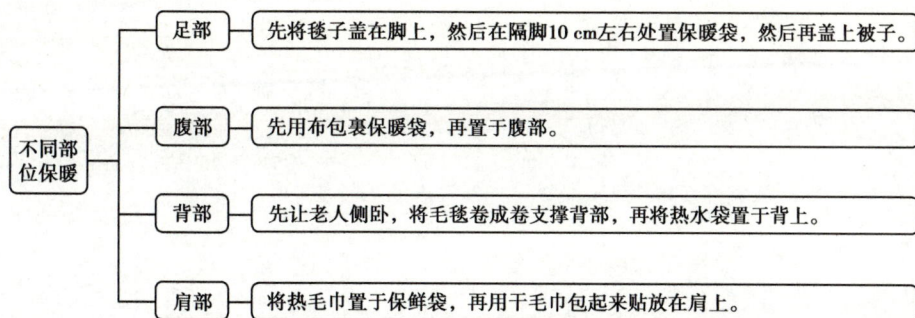

二、操作注意事项

（1）操作前熟悉老年人的生活习惯，条件允许的情况下根据老年人的意愿选择保暖或者降温方案。

（2）操作前评估老年人身体情况、情绪状态和意愿，无意愿不可强迫。

（3）若老年人脾气不好，提前设计交流沟通方式，以取得老年人配合。

（4）保暖操作前一定要检查温度，确保老年人舒适，并且随时检查是否有意外发生。

【实践思考】

（1）保暖或者降温过程中，出现皮肤发红起泡的情况，应当如何处理？

（2）在对老年人实施保暖技术时，老年人始终觉得不够热，直接将保暖袋贴敷在皮肤上，照护者应当如何处理？

【技能工单】

技能名称	身体保暖和降温方法	学时		培训对象	
学生姓名		联系电话		操作成绩	
操作设备		操作时间		操作地点	
技能目的	1. 掌握保暖和降温选择的内涵。 2. 能对老年人身体不同部位进行保暖操作。 3. 能够防止保暖或降温过程中的意外伤害。 4. 能与失智老年人进行沟通和交流。 5. 能与医护形成良好的合作。				
技能实施	准备		1. 2.		
	操作流程	足部			
		腹部			
		背部			
		肩部			
	整理用物		1. 2.		
	自我评价				
教师评价					

【活页笔记】

技能名称	身体保暖和降温方法	姓名		学号	
实践要求	结合任务实施流程，开展实践练习。两人一组进行，根据老年人的身体状况模拟身体不同部位的保暖或降温，第三人进行评估分析，再交换角色模拟操作。				
实践心得体会					
反思与改进					
教师评价					

技能 17
预防感染和脱水（JZ-17）

【技能目标】

知识目标

（1）理解预防感染和脱水的内涵。

（2）掌握如何预防感染和脱水的技能。

（3）熟悉极易引起脱水的状况。

能力目标

（1）能对老年人提出预防脱水的建议。

（2）能对老年人提出预防感染的建议。

素质目标

（1）在照护中，具备与老年人进行沟通和交流的能力。

（2）体现与医护人员的团队合作意识。

【相关知识】

一、基本概念

感染是指细菌、病毒、真菌、寄生虫等病原体侵入人体所引起的局部组织和全身性炎症反应。机体各个器官、组织、系统均可有感染情况发生，由于感染引起的疾病称为感染性疾病。

脱水是指人体由于饮水不足或消耗、丢失大量水而无法及时补充，导致细胞外液减少而引起新陈代谢障碍的一组临床综合征。

二、老年常见的感染性疾病

与年轻人相比，抵抗力下降的老年人更容易受到感染，一旦发病，病情常会急剧恶化。老年感染性疾病如肺部感染、泌尿系感染、胆系感染、脓毒血症，以真菌感染、混合感染及革兰氏阴性杆菌、厌氧菌多见。此外，睡眠时间越长，抵抗力越弱，感染的可能性就会增加，即使感染了正常状态下的非致病性细菌，也可能会出现严重的症状。

三、脱水的常见原因和危险信号

老年人脱水的常见原因包括：经常忍着不上厕所；食欲差，吃得少；发生呕吐及腹泻；正在服用利尿药；发热、咳嗽、咳痰；发生压疮等。

老年人脱水的危险信号包括：尿的次数和量减少，整个人没精神；皮肤弹性下降；嘴里黏糊糊的，发生恶心症状。

【技能导入】

李奶奶，82岁，在养老机构居住，常坐轮椅，因为怕麻烦照护人员，所以平时不会主动提出喝水需求，她常常把喝水的时间集中在吃饭的时候，照护人员以为是她的个人习惯也没有在意。近段时间，李奶奶因感冒长时间未愈而患上慢性咽炎，甚至因为天气炎热，出现了中暑脱水的表现，身体极其虚弱。

【技能分析】

一、主要问题

李奶奶不知道补水有助于疾病恢复的重要性，没有做到预防脱水。

二、制订照护方案

向李奶奶宣教，让其了解预防感染、补水的重要性，并帮助奶奶做到预防感染、预防脱水。

三、照护目标

让李奶奶每天及时摄取水分，并做到预防感染和脱水。

【技能实施】

一、操作流程

```
                        ┌─ 照护人员及老人应常洗手。
                        │
                        ├─ 床上用品和衣服应常清洗，保证干净。
                        │
                   预防 ├─ 排便或排尿后不要忘记清洁阴部。
                   感染 │
                        ├─ 勤打扫，保持室内清洁和通风。
                        │
                        └─ 为了预防感冒，外出时佩戴口罩，在流行性感冒进行时，应尽量避免外出，回
预防感染                    家后马上漱口和洗手，此外接种流感疫苗应咨询公卫医生。
和脱水
                        ┌─ 需要排便        因为每次上厕所都不愿意请人帮忙所以会减少或拒绝摄取水
                        │  照护的老人       分，如果不摄入充足的水分，必将对老人的身体造成严重的
                   避免 │                 伤害，应该给老人说明摄入充足水分的重要性。
                   脱水 │
                        └─ 服用利尿药       尿量会增加，使身体的水分减少，导致脱水。此外发烧、腹
                           的老人          泻等原因也容易引起脱水，一旦老人发生这些疾病，应密
                                          切观察老人身体的变化，同时在平日里应防止房间干燥。
```

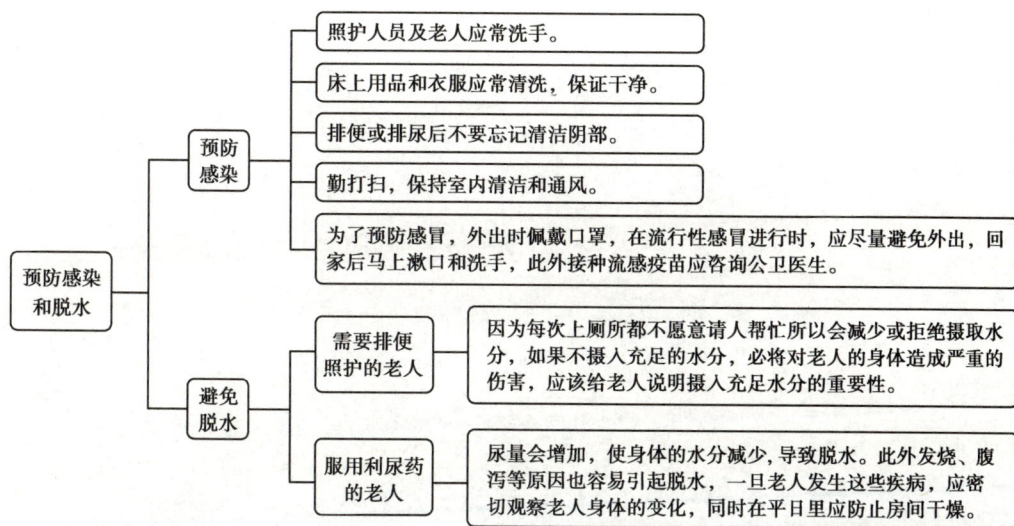

二、操作注意事项

（1）在给老年人补水时，可以根据老年人意愿给予冰水、温水或者热水。

（2）在给老年人补水后，要提醒老年人根据需要上厕所，切不可憋尿。

（3）在做清洁、清扫时，提前与老年人做好沟通。

【实践思考】

（1）面对不喜欢喝白开水的老年人，应当如何处理？

（2）老年人嫌麻烦，不愿意接受每周的房间清洁，总是让照护人员隔一个月清洁一次，照护人员应该怎样做？

【技能工单】

技能名称	预防感染和脱水	学时		培训对象	
学生姓名		联系电话		操作成绩	
操作设备		操作时间		操作地点	
技能目的	1. 掌握预防感染和脱水的技巧。 2. 能够及时发现可能引起老年人脱水和感染的危险因素。 3. 能与医护形成良好的合作。				
技能实施	预防感染	1. 2. 3.			
	避免脱水	1. 2.			
	自我评价				
教师评价					

【活页笔记】

技能名称	预防感染和脱水	姓名		学号	
实践要求	结合任务实施流程，开展实践练习。两人一组进行模拟演练，做好老年人预防感染、脱水的宣教及具体照护工作，第三人进行评估分析，再交换角色模拟操作。				
实践心得体会					
反思与改进					
教师评价					

技能 18
医院的选择和与医生的沟通方法（JZ-18）

【技能目标】

知识目标

（1）理解医生的选择和与医生沟通方法的内涵。

（2）掌握如何配合医生出诊的技巧。

（3）熟悉医生选择的重要性。

能力目标

（1）能够配合医生对老年人问诊。

（2）能在老年人选择家庭医生时提出关键建议。

素质目标

（1）在照护中，能向医生准确、详细汇报老年人的情况。

（2）与医护人员形成团队，在照护中有良好的合作。

【相关知识】

一、基本概念

家庭医生是指这样一个医生群体，他们具有预防、保健、医疗、康复等系统的医学全科知识，对辖区内的服务对象实行全面、连续、及时且个性化的医疗保健服务和照顾。

二、家庭医生的好处

家庭医生在紧急情况下出诊对于老年人在家的日常护理非常重要。老年人出院后，通过家庭医生服务，提前告诉家庭医生老年人的身体状况、提供老年人的住院病例，可以做到及时处理疾病，省去到医院看病的复杂流程。

三、选择家庭医生的方法

（1）首先考虑选择内科专业的医生，内科是临床的基础，比较适合老年人的健康管理工作。

（2）设有康复科等多个诊疗科的二级医院，与医生建立私人联系的话也会较为方便，并且也可以咨询相关医生能否上门就诊。

（3）家庭医生对老年人进行健康管理、实时监测、健康干预、随访记录、健康评估，远程问诊，还可实现双向转诊。

四、老年人就诊时的注意事项

（1）"带全证件"：就诊时必须要用的身份证、社保卡等证件、现金或银行卡、病历资料等放在一个固定地方，以便看病时拿起就走。

（2）"做好记录"：最好能有一个备忘录，记录一些不舒服的感觉，比如：发热、咳嗽、心前区不适、胃痛、关节痛等；记录不舒服出现有多长时间，持续了多长时间，在家服用过什么药物，服药后有什么不良反应，此次就诊最想与医生交流或咨询的问题是什么等，避免在向医生叙述病情时有所遗漏。

（3）"准备检查"：准备做抽血化验或腹部超声检查的，就诊前 8 小时停止进食及饮水。穿宽松、易穿脱的衣物。

（4）"最好预约"：按预约的日期及就诊时间段前往医院就诊，可有效地减少在医院滞留时间。

（5）"家属陪伴"：最好能有一位了解病情的家属陪同就诊。

【技能导入】

李奶奶，82 岁，在养老机构居住，奶奶经常说腰腿痛，痛的时候甚至不愿意下床，也不愿意进食，所以经常需要养老院定点合作医院的医生出诊。

【技能分析】

一、主要问题

李奶奶需要不定期的医生出诊以解决其疼痛问题。

二、制订照护方案

针对李奶奶的情况，照护人员需要配合好医生出诊。

三、主要目标

协助医生解决老年人的疼痛问题，让她能够步行、正常进食。

【技能实施】

一、操作流程

```
                  ┌─ 打电话请医 ──┬── 1.首先要照护好老人，传达老人的情况，在医生到家时根据医生的指示做可
                  │   生出诊时的  │    以做、需要做的准备。
                  │   准备工作    └── 2.为了不妨碍详细诊察，应该提前整理好室内，比如老人想呕吐，为了帮助
                  │                   诊断，应该让老人先吐出来。
  与医生的 ───────┤
  沟通方法        │                ┌── 1.医生到达后，应跟医生详细的汇报老人的病情。
                  ├─ 医生诊疗时 ──┼── 2.医生诊疗前后可以准备干净的毛巾、肥皂、热水，也可以带医生去盥洗室
                  │                │    洗手。
                  │                └── 3.诊察过程中，帮助老人脱衣服、改变身体的方向，只需要专注的回答医生
                  │                     的问诊，不扯开话题。
                  │
                  └─ 医生诊疗后 ───── 诊察的结果在单独的房间进行，之后根据医生的指示进行处理，必要时做好
                                       笔记。
```

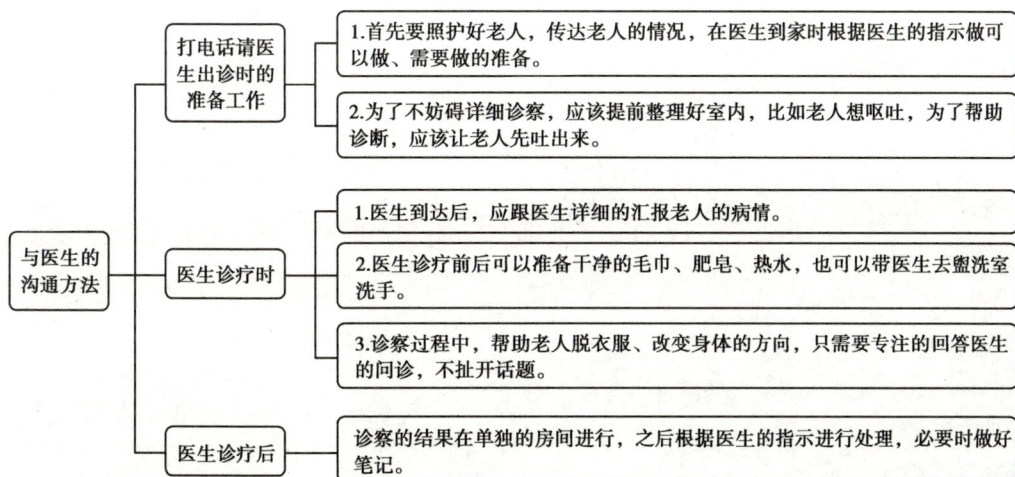

二、操作注意事项

（1）配合医生的过程中，一定注意倾听，回答医生问题时，要保证准确性。

（2）在医生出诊前，不仅要关注老年人的身体状况，也要关心老年人的心理状态，陪伴在旁。

（3）不能因老年人身体变化导致工作量增加，而出现抱怨或者不良情绪，应及时调整自己的心理状态。

（4）若老年人在等待医生出诊期间，情绪急躁，一定要做好解释工作，安抚老年人的心情。

【实践思考】

（1）如果老年人需要医生紧急出诊，但是需要等待较长时间医生才能到达，如何对老年人实施人文关怀?

（2）老年人在医生出诊过程中夸大自己的病情，照护者应当如何做?

【技能工单】

技能名称	医院的选择和与医生的沟通方法	学时		培训对象	
学生姓名		联系电话		操作成绩	
操作设备		操作时间		操作地点	
技能目的	1.掌握与医生沟通训练的内涵。 2.能在医生出诊前、过程中、出诊后保持良好的沟通。 3.能够接纳老年人因身体不适的不良情绪和异常行为。 4.能与医护人员形成良好的合作。				
技能实施	打电话请医生出诊的准备工作	1. 2.			
	医生诊疗时	1. 2. 3.			
	医生诊疗后	1. 2.			
	自我评价				
教师评价					

【活页笔记】

技能名称	医院的选择和与医生的沟通方法	姓名		学号	
实践要求	结合任务实施流程，开展实践练习。根据老年人的实际情况给予选择医院及家庭医生的建议，同时能够很好地配合出诊医生完成老年人诊治。两人一组进行模拟演练，第三人进行评估分析，再交换角色模拟操作。				
实践心得体会					
反思与改进					
教师评价					

模块 4：应急照顾

【模块描述】

随着年龄的增长，老年人的生理机能逐渐下降，如听力、视力、味觉、记忆力等，导致老年人的活动能力明显下降。此外，老年人常常伴有一种或多种慢性疾病，如高血压、糖尿病、冠心病、骨质疏松等均严重威胁着老年人的身心健康。因此，老年人群发生急性意外的风险明显增加，突发意外成为老年人死亡的重要原因之一。照护员掌握常见的应急救护方法，能在关键时刻挽救老年人的生命。

【学习目标】

掌握

（1）重症度判断的方法。

（2）昏迷与呼吸停止的急救方法。

（3）脑卒中急性发作的现场急救方法。

（4）心脏病发作的判断与急救。

熟悉

（1）手足外伤的紧急处理、咳血和吐血的紧急处理。

（2）老年人头颈部、胸部、腹部、骨盆、脊柱及四肢情况的检查方法。

（3）昏迷和呼吸停止的判断方法，心肺复苏的操作流程。

了解

（1）意识障碍的分级、脑卒中的预防。

（2）咳血及吐血的严重程度分级。

（3）理解意识、心跳、脉搏、呼吸的内涵。

技能 19
重症度判断与拨打急救电话（JZ-19）

【技能目标】

知识目标

（1）理解意识、心跳、脉搏、呼吸的内涵。

（2）掌握意识、心跳、脉搏、呼吸的判断方法。

（3）熟悉老年人头颈部、胸部、腹部、骨盆、脊柱及四肢情况的检查方法。

能力目标

（1）能及时准确判断老年人意识、心跳、脉搏、呼吸、瞳孔情况。

（2）能够准确判断老年人的身体状况。

（3）能正确对老年人的病情进行严重程度分级。

（4）能根据老年人身体情况及时、准确拨打急救电话，并对老年人的情况进行准确描述。

素质目标

（1）能够关注老年的身心健康，树立尊老、爱老、敬老的意识。

（2）在日常照护中，树立急救意识，将老年人的生命放在第一位。

（3）具备团队协作能力，树立团队意识。

【相关知识】

一、基本概念

（1）意识：意识是指人的意识状态，是人们对外界和自身的觉察与关注程度。主要包括清醒、嗜睡、模糊、昏睡、浅昏迷、深昏迷等状态。

（2）心跳：就是心脏的跳动，正常成年人安静状态下心跳的次数为 60~100 次 / 分，老年人的心跳较慢，一般为 40~78 次 / 分，过低或过高均为异常。

（3）脉搏：动脉管壁随着心脏的舒缩而出现周期性的起伏搏动即形成动脉搏动。正常人脉搏搏动次数和心跳一致为 60~100 次 / 分。如果脉搏和心跳不一致则为异常。其中，桡动脉是最常用和最方便的诊脉部位，其次为颞动脉、颈动脉、肱动脉等。

（4）呼吸：呼吸是机体与外界环境之间进行气体交换的过程，是维持机体正常代谢和生命活动所必需的基本功能之一，呼吸一旦停止，生命便将终止。正常呼吸频率为16~20次/分。

（5）瞳孔：瞳孔位于虹膜正中，呈黑色。外界光线强时，瞳孔会缩小；反之瞳孔会自动放大。正常瞳孔直径一般为 3~5 mm。

（6）呼救：呼救是请求帮助，一般有两种方式，一种是现场大声呼喊身边的人来帮助实施现场急救；一种是拨打急救电话呼救。

（7）急救电话：急救电话"120"是免费直拨电话。"120"的终端是各个地区的急救中心。打通电话后，急救中心的专业人员会根据病情尽快派出医务人员和救护车。

（8）电话呼救：电话呼救是指通过电话求救于附近急救站、医疗单位、有关政府机关，是急救中的重要举措。

二、常用方法

（1）意识检查方法。通过"一喊二拍三掐人中"的方法检查老年人意识。如发现老年人倒地伴意识丧失，立即大声喊老年人的名字或者喊"喂，喂，你怎么了！"并轻拍老年人双侧肩膀及掐人中。如无睁眼、呻吟、肢体活动反应，即可确定意识丧失。

（2）触摸颈总动脉法。因颈总动脉较粗，且离心脏最近，又容易暴露，便于迅速触摸，所以常用触摸颈动脉的方法来判断老年人的心跳是否停止。具体操作方法：照护者将一只手放在老年人的前额让其头部保持后仰的同时，将另一只手的食指和中指指尖并拢置于老年人的喉部，平喉结向下滑动 2~3 cm，到胸锁乳突肌前缘的凹陷处，如触摸到搏动，说明心跳未停止；反之，则说明停止。

（3）判断呼吸的方法。一看，通过观察老年人胸廓或下腹等部位是否存在起伏活动；二听，靠近老年人胸腔、鼻腔等部位，听是否有呼吸气流的声音；三感觉，是指在听的同时，用脸颊感觉有无气流流出。

（4）检查瞳孔大小。用聚光的手电筒照射瞳孔，对比观察两侧瞳孔大小、形状、对光反应是否灵敏。瞳孔直径＜2 mm 为缩小，见于有机磷类农药中毒，瞳孔直径＞5 mm，称为瞳孔散大，见于阿托品中毒、深昏迷、临终前或已死亡。

（5）危重症伤员分级。一般将急危重症伤员的病情分为 3 级。第 1 级：极危重，需要立即就地抢救。表现为意识丧失，颈动脉搏动消失，呼吸停止，瞳孔散大，四肢抽动，皮肤发绀、紫绀，大小便失禁。第 2 级：危重，可能进展为第 1 级，须立即就地抢救。表现为突发持续剧烈的、原因不明的胸骨后疼痛，出现呼吸困难，大汗淋漓，不能平卧，烦躁、呕吐，意识不清，脉率异常。第 3 级：较重，需要尽快得到治疗。表现为大呕血，大咯血，急性中毒，持续意识不清，剧烈腹痛，呼吸困难等。

以上急危重症一旦发生，特别是几种表现同时存在时，往往说明病情较严重，需要立即就地抢救，并呼救。重症度判断流程如图 4-19-1 所示。

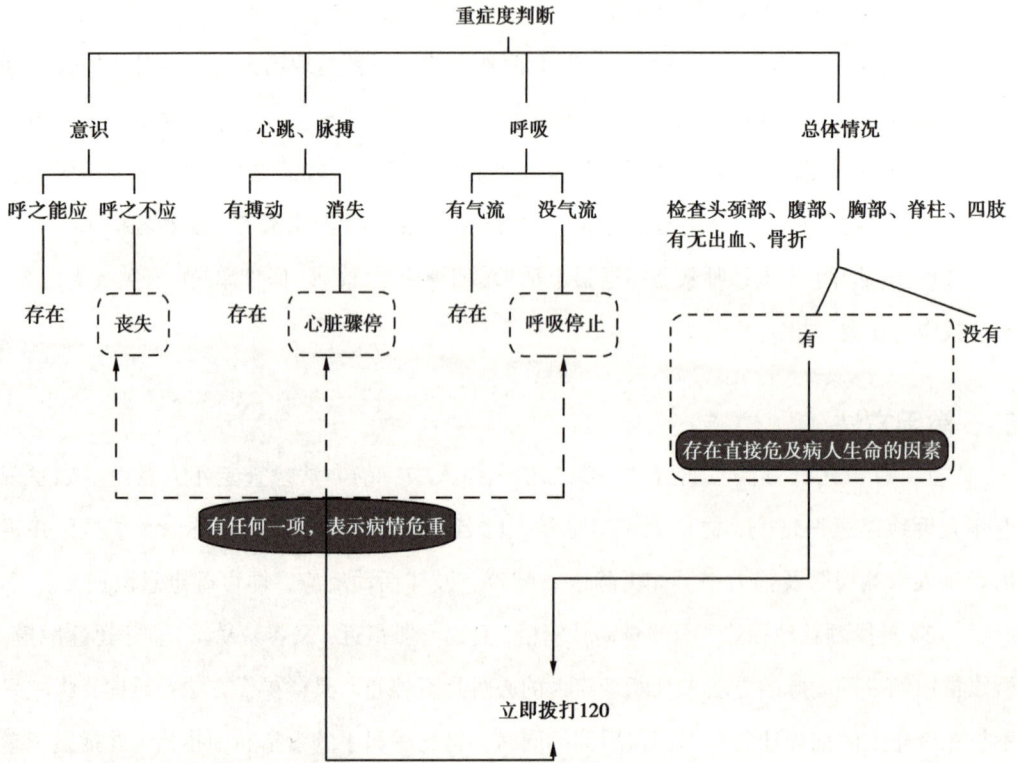

图 4-19-1　重症度判断流程图

三、注意事项

（1）关注老年人的主观感受，老年人一旦表达有身体的不适就不能忽略，均应引起重视。

（2）照护者需对老年人身体状况有充分的了解，针对本身有慢性病的老年人，照护者需要掌握关于老年人慢性病的日常照护方法，预知老年人可能存在的风险。

（3）针对老年人的危重度判断需要及时、准确，如有异常立即呼救。

【技能导入】

张奶奶，70岁，在养老机构居住，有慢性心脏病史，曾因心脏病发作入院抢救治疗。今晨，张奶奶女儿来养老机构看望张奶奶，但是因为经济上的事情母女产生了矛盾，张奶奶心情特别低落。午饭后，张奶奶突感心慌、胸闷、头晕和呼吸困难，无法自行站立。

【技能分析】

一、主要问题

（1）心脏病：有确切的心脏病史。

（2）心脏病急性发作：有心脏病史，因情绪低落，诱发心脏病急性发作。

二、判断危重度及拨打急救电话

针对张奶奶目前的身体情况，立即进行有效评估，判断危重程度，必要时立即拨打急救电话。

三、主要训练目标

学会准确识别老年人突发身体状况的危重程度。

【技能实施】

一、操作流程

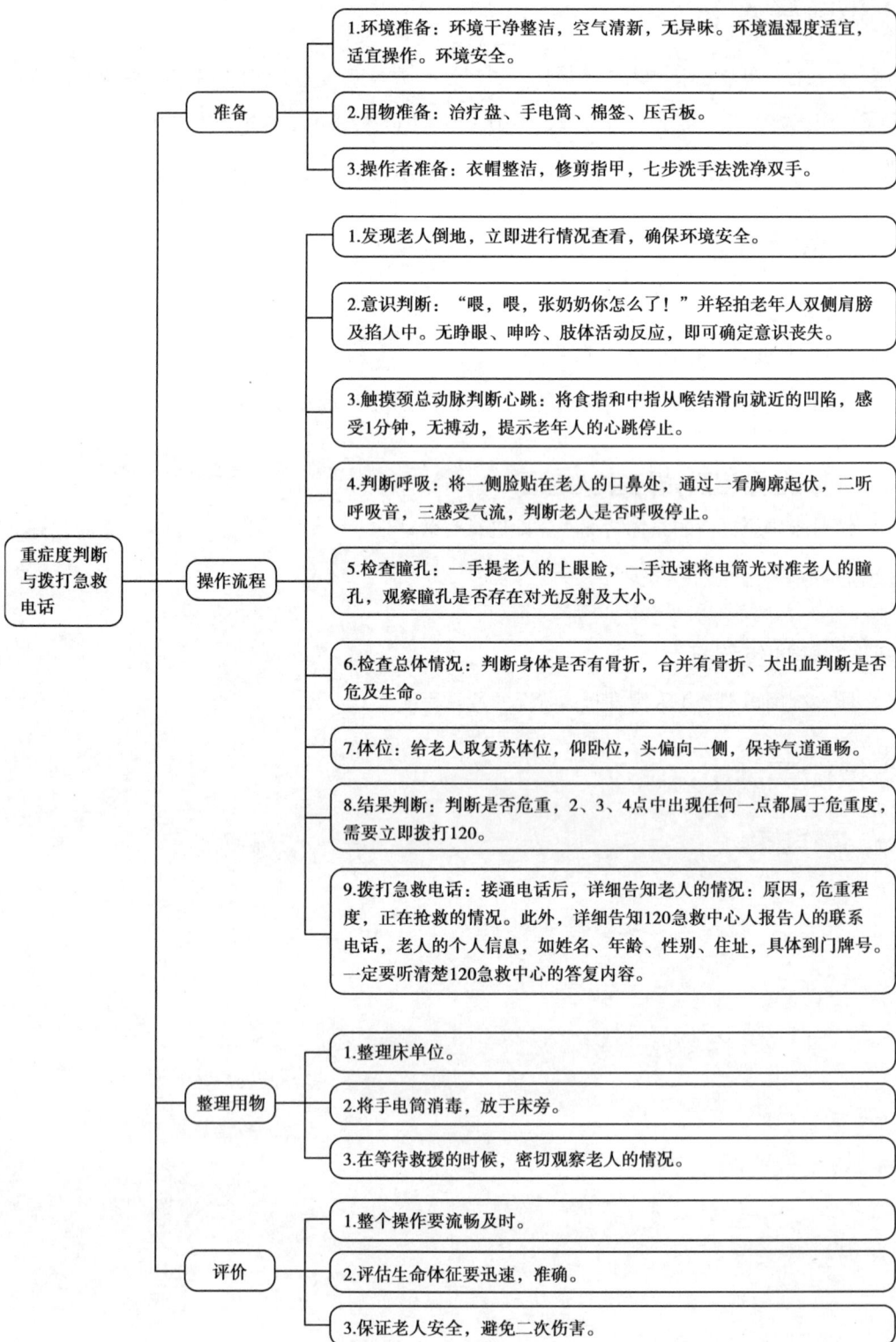

```
                                      ┌─ 1.环境准备：环境干净整洁，空气清新，无异味。环境温湿度适宜，
                              ┌─准备─┤    适宜操作。环境安全。
                              │       ├─ 2.用物准备：治疗盘、手电筒、棉签、压舌板。
                              │       └─ 3.操作者准备：衣帽整洁，修剪指甲，七步洗手法洗净双手。
                              │
                              │       ┌─ 1.发现老人倒地，立即进行情况查看，确保环境安全。
                              │       │
                              │       ├─ 2.意识判断："喂，喂，张奶奶你怎么了！"并轻拍老年人双侧肩膀
                              │       │   及掐人中。无睁眼、呻吟、肢体活动反应，即可确定意识丧失。
                              │       │
                              │       ├─ 3.触摸颈总动脉判断心跳：将食指和中指从喉结滑向就近的凹陷，感
                              │       │   受1分钟，无搏动，提示老年人的心跳停止。
                              │       │
                              │       ├─ 4.判断呼吸：将一侧脸贴在老人的口鼻处，通过一看胸廓起伏，二听
                              │       │   呼吸音，三感受气流，判断老人是否呼吸停止。
                              │       │
              重症度判断      │       ├─ 5.检查瞳孔：一手提老人的上眼睑，一手迅速将电筒光对准老人的瞳
              与拨打急救──────┼─操作流程┤   孔，观察瞳孔是否存在对光反射及大小。
              电话            │       │
                              │       ├─ 6.检查总体情况：判断身体是否有骨折，合并有骨折、大出血判断是否
                              │       │   危及生命。
                              │       │
                              │       ├─ 7.体位：给老人取复苏体位，仰卧位，头偏向一侧，保持气道通畅。
                              │       │
                              │       ├─ 8.结果判断：判断是否危重，2、3、4点中出现任何一点都属于危重度，
                              │       │   需要立即拨打120。
                              │       │
                              │       └─ 9.拨打急救电话：接通电话后，详细告知老人的情况：原因，危重程
                              │           度，正在抢救的情况。此外，详细告知120急救中心人报告人的联系
                              │           电话，老人的个人信息，如姓名、年龄、性别、住址，具体到门牌号。
                              │           一定要听清楚120急救中心的答复内容。
                              │
                              │       ┌─ 1.整理床单位。
                              ├─整理用物┤ 2.将手电筒消毒，放于床旁。
                              │       └─ 3.在等待救援的时候，密切观察老人的情况。
                              │
                              │       ┌─ 1.整个操作要流畅及时。
                              └─评价──┤ 2.评估生命体征要迅速，准确。
                                      └─ 3.保证老人安全，避免二次伤害。
```

二、操作注意事项

（1）操作前，作为照护者要对老年人的身体状况有所了解，发现老年人身体突发异常，要能够有大致原因的判断。

（2）操作前，也就是在老年人突发身体异常的时候，判断老年人危重程度前要确保环境安全，避免对老年人造成二次伤害。

（3）操作过程，对于突发意外的老年人来说，时间就是生命，因此判断要迅速、准确。

（4）拨打急救电话，要求表述简明、清楚，特别是老年人情况和地址。

（5）操作后，在等待救援的同时，应该为老年人实施必要的紧急抢救措施，避免耽误抢救黄金时间。

【实践思考】

（1）老年人身体状况复杂，在进行危重度判断的时候应该重点评估哪些方面？

（2）老年人身体突发不适，但是30分钟内就缓解了，是否还需要拨打急救电话，应该如何做？

【技能工单】

技能名称	重症度判断与拨打急救电话	学时		培训对象	
学生姓名		联系电话		操作成绩	
操作设备		操作时间		操作地点	

技能目的	1. 能及时准确判断老年人意识、心跳、脉搏、呼吸、瞳孔情况。 2. 能够准确判断老年人的身体状况。 3. 能正确对老年人的病情进行严重程度分级。 4. 能根据老年人身体情况及时、准确拨打急救电话,并对老年人的情况进行准确描述。	
技能实施	准备	1. 2. 3.
	操作流程	1. 2. 3. 4. 5. 6. 7. 8. 9.
	整理用物	1. 2. 3.
	自我评价	
教师评价		

【活页笔记】

技能名称	重症度判断与拨打急救电话	姓名		学号	
实践要求	结合任务实施流程，开展实践练习。两人一组进行模拟演练，第三人进行评估分析；再交换角色模拟操作。				
实践心得体会					
反思与改进					
教师评价					

技能 20
昏迷与呼吸停止救护（JZ-20）

【技能目标】

知识目标

（1）理解昏迷、呼吸停止的内涵。

（2）掌握昏迷和呼吸停止的判断方法，心肺复苏的操作流程。

（3）熟悉意识障碍的分类。

能力目标

（1）能准确、及时判断昏迷和呼吸停止。

（2）能正确清理气道分泌物，帮助老年人保持气道通畅。

（3）能及时对老年人实施紧急心肺复苏救治。

素质目标

（1）能够关注老年的身心健康，树立尊老、爱老、敬老的意识。

（2）在日常照护中，树立急救意识，将老年人的生命放在第一位。

（3）具备团队协作能力，树立团队意识。

【相关知识】

一、基本概念

（1）昏迷：昏迷是意识障碍的严重类型，此时老年人的觉醒状态、意识内容及躯体运动能力完全丧失，处于对语言和物理刺激完全无反应的状态。

（2）呼吸停止：呼吸停止是指气道内无气流运行的状态，老年人的口鼻处也没有呼吸。人停止呼吸几分钟就会死亡或造成不可逆的损害。

（3）自动体外除颤器（AED）：是一种能够自动识别异常心律并给予电击除颤的医疗设备。可供非专业人员用于抢救心脏骤停患者。即使是没有受过医学训练的普通人，当他人心脏骤停时，在最佳"救命黄金4分钟"内用AED对患者进行除颤，能最有效防止猝死。因此，AED被称为"急救神器"。

二、常用方法

（1）昏迷的判断方法。发现老年人呼之不能睁眼，不能回答问题，对声光刺激无反应，可以初步判断老年人已经发生了昏迷。如果对疼痛刺激可以出现退缩反应或痛苦表情，为浅昏迷；如果对周围事物及各种刺激均无反应，对于剧烈刺激可出现防御反应，为中昏迷；如果四肢瘫痪，眼球固定，瞳孔散大为深昏迷。

（2）呼吸停止的判断方法。一看，通过观察老年人胸廓或下腹等部位是否存在起伏活动；二听，靠近老年人胸腔、鼻腔等部位，听是否有呼吸气流的声音；三摸，用手指放在颈动脉或手腕动脉处，查看是否有动脉搏动。如果看不见胸廓起伏，听不见呼吸音，感受不到大动脉搏动，即可判断老年人发生了呼吸停止。

（3）昏迷严重程度的判断：①疼痛反应：用钝器稍用力刺激患者的皮肤，看有无反应；②压眶反射：用拇指紧压其一侧的眶上孔，观察患者有无反应；③对光反射：用手电筒照射患者的瞳孔，观察是否瞳孔有缩小。如果各种反射均存在，属于浅昏迷；如果反射减弱，属于中昏迷；如果没有任何反应，属于深昏迷。

（4）AED的使用方法：①1开：打开包装，将AED放置于患者左侧，按下电源按钮，按照语音提示操作；②2贴：根据AED电极片上的图示，将一片电极片贴在患者裸露胸部的右上方（胸骨右缘锁骨第二肋间处），另一片电极片贴在患者左乳头外侧（左腋前线之第五肋间处）；③3插：电极片插头插入主机插孔，AED会自动分析心率，判断是否需要除颤，此时大声呼喊"请不要接触患者"；④4电：若AED建议除颤，请确认所有人未接触患者，待AED完成充电后，根据提示音按下"电击"按钮放电除颤。如果AED提示不需要电击除颤，判断是否必要后实施心肺复苏。

三、注意事项

（1）进行判断时，需要先判断老年人的意识，再判断老年人的呼吸状态。

（2）如果老年人突发昏迷或者呼吸停止，可能会危及老年人的生命，需要立即采取紧急救护措施并施救。

（3）发现老年人昏迷或呼吸停止时，需要立即保持呼吸道通畅。

【技能导入】

张奶奶，70岁，在养老机构居住，有慢性心脏病史，曾因心脏病发作入院抢救治疗。作为张奶奶的护理员，在巡视房间时，发现张奶奶呼之不应，立即上前做进一步的判断。

【技能分析】

一、主要问题

意识丧失：护理员巡视房间，张奶奶呼之不应，可初步判断张奶奶突发意识丧失。

二、昏迷和呼吸停止的判断

立即上前进一步判断老年人的意识和呼吸状况。意识：如果稍用力拍打张奶奶的肩膀，也无法唤醒张奶奶，即可判断张奶奶意识丧失，张奶奶处于昏迷状态。呼吸：通过"看、听、感觉"均感觉不到张奶奶口鼻有气体进出，则可判断张奶奶呼吸停止。出现任意一种即表示张奶奶病情危重。

三、主要训练目标

学会准确判断老年人突发的昏迷和呼吸停止的状况，从而准确把握老年人的病情危重程度，便于立即抢救。

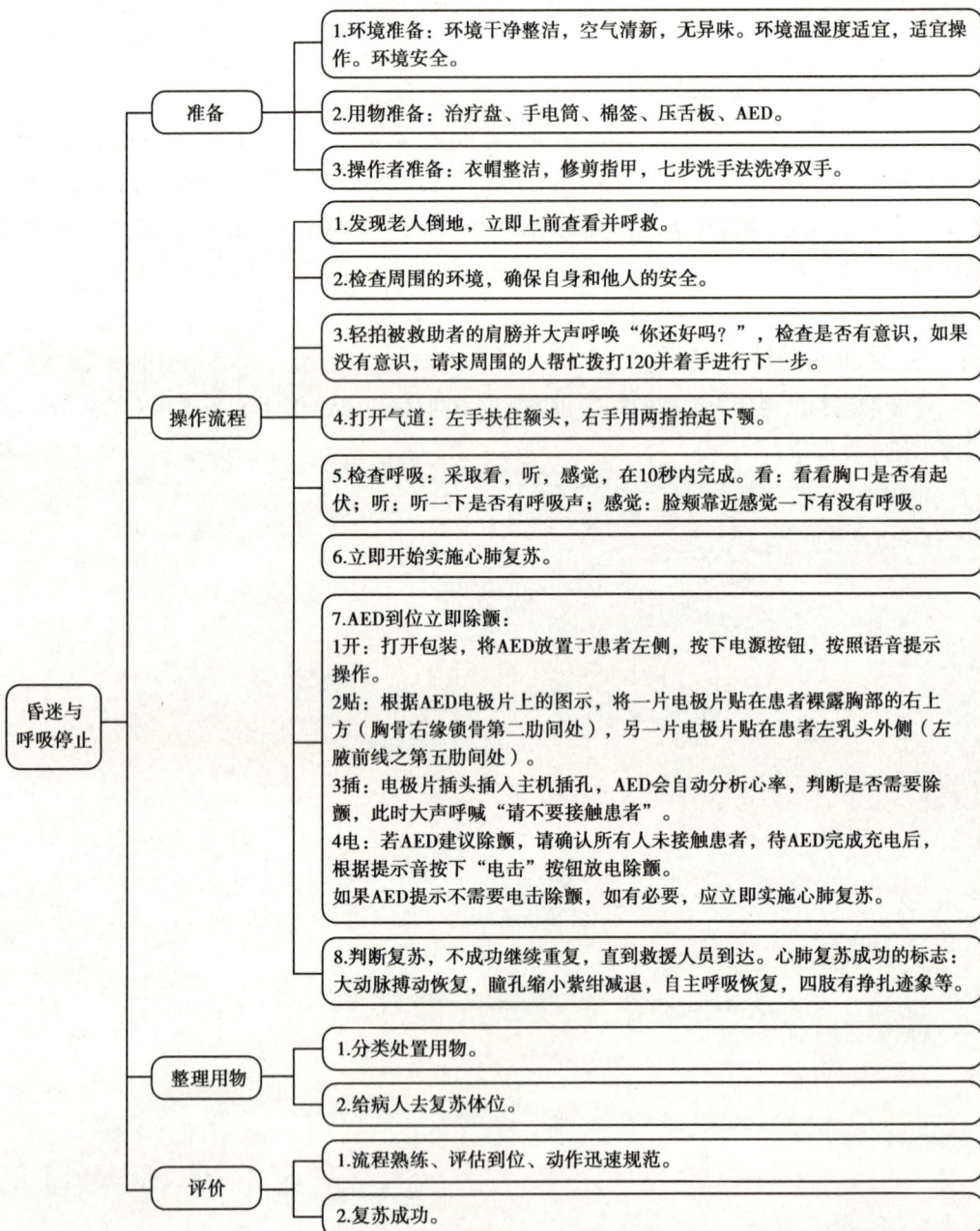

【技能实施】

一、操作流程

准备
- 1.环境准备：环境干净整洁，空气清新，无异味。环境温湿度适宜，适宜操作。环境安全。
- 2.用物准备：治疗盘、手电筒、棉签、压舌板、AED。
- 3.操作者准备：衣帽整洁，修剪指甲，七步洗手法洗净双手。

操作流程
- 1.发现老人倒地，立即上前查看并呼救。
- 2.检查周围的环境，确保自身和他人的安全。
- 3.轻拍被救助者的肩膀并大声呼唤"你还好吗？"，检查是否有意识，如果没有意识，请求周围的人帮忙拨打120并着手进行下一步。
- 4.打开气道：左手扶住额头，右手用两指抬起下颚。
- 5.检查呼吸：采取看，听，感觉，在10秒内完成。看：看看胸口是否有起伏；听：听一下是否有呼吸声；感觉：脸颊靠近感觉一下有没有呼吸。
- 6.立即开始实施心肺复苏。
- 7.AED到位立即除颤：
  1开：打开包装，将AED放置于患者左侧，按下电源按钮，按照语音提示操作。
  2贴：根据AED电极片上的图示，将一片电极片贴在患者裸露胸部的右上方（胸骨右缘锁骨第二肋间处），另一片电极片贴在患者左乳头外侧（左腋前线之第五肋间处）。
  3插：电极片插头插入主机插孔，AED会自动分析心率，判断是否需要除颤，此时大声呼喊"请不要接触患者"。
  4电：若AED建议除颤，请确认所有人未接触患者，待AED完成充电后，根据提示音按下"电击"按钮放电除颤。
  如果AED提示不需要电击除颤，如有必要，应立即实施心肺复苏。
- 8.判断复苏，不成功继续重复，直到救援人员到达。心肺复苏成功的标志：大动脉搏动恢复，瞳孔缩小紫绀减退，自主呼吸恢复，四肢有挣扎迹象等。

整理用物
- 1.分类处置用物。
- 2.给病人去复苏体位。

评价
- 1.流程熟练、评估到位、动作迅速规范。
- 2.复苏成功。

昏迷与呼吸停止

二、操作注意事项

（1）确保使用周边环境安全，不能在水中使用 AED。

（2）在使用 AED 之前，需要拿掉患者身上的金属物品，如项链、耳环、手表等。

（3）避免将电极片贴在患者植入式除颤器、起搏器和药物贴片上，电极贴片应该紧贴患者皮肤，不能有空隙。

（4）电击除颤后，需要立即继续实施心肺复苏。2 分钟后 AED 会再次自动分析心律，确定是否需要继续除颤。如此反复操作，直至患者恢复心搏和自主呼吸，或者专业急救人员到达。

【实践思考】

（1）如果老人有颈椎损伤应该如何开放气道？

（2）如果经过你的现场抢救老人苏醒了，是否还需送医救治？

【技能工单】

技能名称	昏迷与呼吸停止救护	学时		培训对象	
学生姓名		联系电话		操作成绩	
操作设备		操作时间		操作地点	
技能目的	能及时发现老年人昏迷、呼吸停止的危重现象,能及时准确做出判断,以便及时抢救老年人生命。				
技能实施	准备	1. 2. 3.			
	操作流程	1. 2. 3. 4. 5. 6. 7. 8. 9. 10. 11.			
	整理用物	1. 2.			
	自我评价				
教师评价					

【活页笔记】

技能名称	昏迷与呼吸停止救护	姓名		学号	
实践要求	结合任务实施流程，开展实践练习。两人一组进行模拟演练，第三人进行评估分析；再交换角色模拟操作。				
实践心得体会					
反思与改进					
教师评价					

技能 21
手足外伤处理（JZ-21）

【技能目标】

知识目标

（1）理解骨折、止血、包扎的内涵。

（2）掌握外伤止血术、现场包扎术、现场骨折固定、伤员的搬运与护送的方法。

（3）熟悉老年人发生外伤的诱发因素。

能力目标

（1）能正确为手足外伤老年人进行现场止血。

（2）能正确为手足外伤老年人进行现场包扎。

（3）能正确对手足外伤骨折老年人进行现场固定。

（4）能对发生手足外伤的老年人进行正确搬运。

素质目标

（1）能够关注老年的身心健康，树立尊老、爱老、敬老的意识。

（2）在日常照护中，树立急救意识，将老年人的生命放在第一位。

（3）具备团队协作能力，树立团队意识。

【相关知识】

一、基本概念

（1）外伤：外伤是造成人类死亡的前四大原因之一。外伤是各种不确定情况下发生的，受伤程度和表现各种各样，现场情况复杂，所以现场急救工作重要且艰巨。

（2）常见外伤原因：交通伤、坠落伤、机械伤、锐器伤、跌撞伤、火器伤。

（3）外伤的主要类型：闭合性损伤、开放性损伤、多发伤、复合伤。

（4）闭合性损伤：体表无伤口，受伤处肿胀、青紫，可伴有骨折和内脏损伤。多见于钝器伤、跌伤和撞伤。

（5）开放性损伤：体表有伤口，感染机会增加、失血较多，往往需要立即止血包扎。

（6）多发伤：同一致伤因素同时或相继造成一个以上部位的严重创伤。

（7）复合伤：由不同致伤原因同时或相继造成不同性质的损伤。

二、常用方法

（1）外伤的判断。外伤较容易被发现，往往有皮肤破溃或受伤部位皮肤瘀青，肢体疼痛、肿胀。失血量较多时，会出现面色苍白、口渴、脉搏加快等。

（2）失血量的判断。

轻度失血：突然失血占全身血容量的20%（成人失血约800 mL），可出现轻度休克症状，伤员口渴、面色苍白、出冷汗、手足湿冷、脉搏快而弱，可达每分钟100次以上。

中度失血：突然失血占全身血容量的20%~40%（成人失血800~1600 mL）时，可出现中度休克症状，呼吸急促、烦躁不安，脉搏可达每分钟100次以上。

重度失血：失血占全身血量的40%（成人失血1600 mL）以上时，可出现重度休克症状，伤员表情淡漠，脉搏细、弱或摸不到，血压测不到，随时可危及生命。

（3）直接压迫止血。直接压迫止血是最直接、快速、有效、安全的止血方法。用干净的纱布或手帕作为敷料覆盖到伤口上，用手直接压迫止血。如果敷料被血液湿透，不要更换，再取敷料覆盖在原有敷料上覆盖，继续压迫止血。

（4）加压包扎止血。直接压迫止血的同时，可再用绷带加压包扎，用绷带或者三角巾环绕敷料加压包扎，包扎后检查末端血液循环。

（5）止血带止血。四肢大血管损伤，直接压迫无法控制出血，或不能使用其他方法止血时，可用止血带止血。

（6）橡胶式止血带止血。准备橡胶管，在结扎的部位加好衬垫，救护员用左手的拇指与食指、中指拿好止血带的一端（A）约10 cm处，右手拉紧止血带缠绕伤侧肢体连同救护员左手食指、中指两周，同时压住止血带的A端，然后将止血带的另一端（B）用左手食指、中指夹紧，抽出手指时由食指、中指夹持B端从两圈止血带下拉出一半，使其成为一个活结。如果松止血带时，只要将尾端拉出即可。

【技能导入】

张奶奶，65岁，在养老机构居住，平常生活基本自理。今晨，张奶奶在给自己削苹果的时候，突然将左手大拇指划伤，较深伤口2 mm左右，流血不止，张奶奶很慌张，立即按下床铃求救。

【技能分析】

一、主要问题

外伤出血：张奶奶因为削苹果导致手部被划伤。

二、主要救护措施

立即查看张奶奶的伤口情况，进行包扎止血。

三、主要训练目标

正确及时处理老年人的伤口，进行止血和包扎。

【技能实施】

一、操作流程

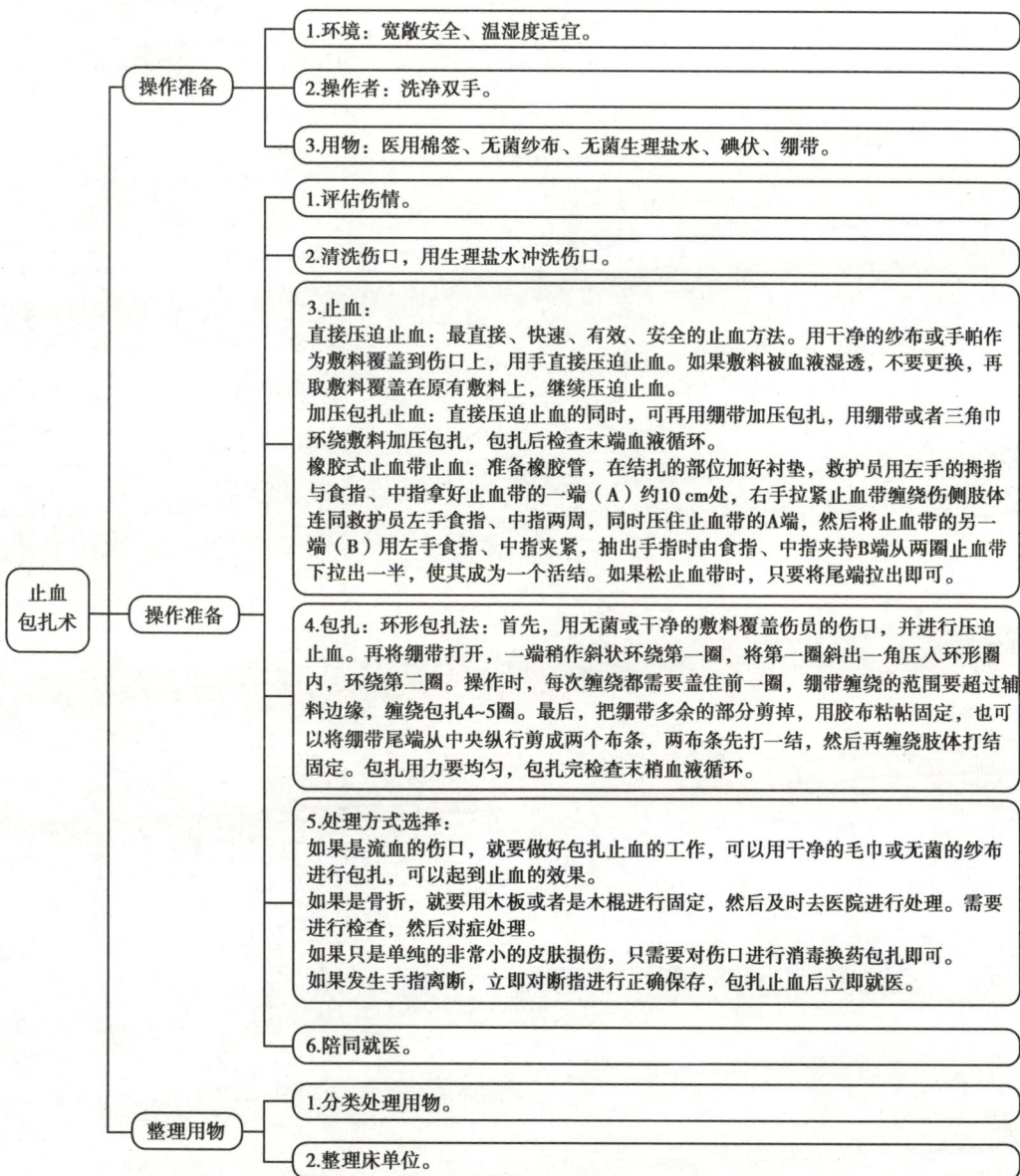

止血
包扎术

操作准备
- 1.环境：宽敞安全、温湿度适宜。
- 2.操作者：洗净双手。
- 3.用物：医用棉签、无菌纱布、无菌生理盐水、碘伏、绷带。

操作准备
- 1.评估伤情。
- 2.清洗伤口，用生理盐水冲洗伤口。
- 3.止血：
  直接压迫止血：最直接、快速、有效、安全的止血方法。用干净的纱布或手帕作为敷料覆盖到伤口上，用手直接压迫止血。如果敷料被血液湿透，不要更换，再取敷料覆盖在原有敷料上，继续压迫止血。
  加压包扎止血：直接压迫止血的同时，可再用绷带加压包扎，用绷带或者三角巾环绕敷料加压包扎，包扎后检查末端血液循环。
  橡胶式止血带止血：准备橡胶管，在结扎的部位加好衬垫，救护员左手的拇指与食指、中指拿好止血带的一端（A）约10 cm处，右手拉紧止血带缠绕伤侧肢体连同救护员左手食指、中指两周，同时压住止血带的A端，然后将止血带的另一端（B）用左手食指、中指夹紧，抽出手指时由食指、中指夹持B端从两圈止血带下拉出一半，使其成为一个活结。如果松止血带时，只要将尾端拉出即可。
- 4.包扎：环形包扎法：首先，用无菌或干净的敷料覆盖伤员的伤口，并进行压迫止血。再将绷带打开，一端稍作斜状环绕第一圈，将第一圈斜出一角压入环圈圈内，环绕第二圈。操作时，每次缠绕都需要盖住前一圈，绷带缠绕的范围要超过辅料边缘，缠绕包扎4~5圈。最后，把绷带多余的部分剪掉，用胶布粘帖固定，也可以将绷带尾端从中央纵行剪成两个布条，两布条先打一结，然后再缠绕肢体打结固定。包扎用力要均匀，包扎完检查末梢血液循环。
- 5.处理方式选择：
  如果是流血的伤口，就要做好包扎止血的工作，可以用干净的毛巾或无菌的纱布进行包扎，可以起到止血的效果。
  如果是骨折，就要用木板或者是木棍进行固定，然后及时去医院进行处理。需要进行检查，然后对症处理。
  如果只是单纯的非常小的皮肤损伤，只需要对伤口进行消毒换药包扎即可。
  如果发生手指离断，立即对断指进行正确保存，包扎止血后立即就医。
- 6.陪同就医。

整理用物
- 1.分类处理用物。
- 2.整理床单位。

二、操作注意事项

（1）操作前一定严格按照七步洗手法洗净双手，认真评估老年人的伤口，进行规范消毒。

（2）包扎的松紧度适宜，保证血液循环。

【实践思考】

（1）如果张奶奶的手部外伤非常严重，出血很多，应该如何处理？

（2）在进行手部包扎时，为避免给张奶奶带来更多的伤害，应该注意哪些方面？

（3）如果张奶奶的手部外伤没有及时处理，可能会引发哪些并发症，应该如何预防和处理？

【技能工单】

技能名称	手足外伤处理	学时		培训对象	
学生姓名		联系电话		操作成绩	
操作设备		操作时间		操作地点	
技能目的	为老年人的手部外伤进行正确的止血和包扎处理。				
技能实施	准备	1. 2. 3.			
	操作流程	1. 2. 3. 4. 5. 6.			
	整理用物	1. 2.			
	自我评价				
教师评价					

【活页笔记】

技能名称	手足外伤处理	姓名		学号	
实践要求	结合任务实施流程，开展实践练习。两人一组进行模拟演练，第三人进行评估分析；再交换角色模拟操作。				
实践心得体会					
反思与改进					
教师评价					

技能 22
脑卒中急救（JZ-22）

【技能目标】

知识目标

（1）理解脑卒中、肢体麻木、运动性失语症、意识障碍、头痛、呕吐的内涵。

（2）掌握脑卒中急性发作的识别及现场急救。

（3）熟悉脑卒中的类型。

能力目标

（1）能正确说出脑卒中急性发作的诱发因素。

（2）能正确识别脑卒中急性发作的症状。

（3）能正确为脑卒中急性发作老年人进行现场救护。

素质目标

（1）能够关注老年人身心健康，树立尊老、爱老、敬老的意识。

（2）在日常照护中，树立急救意识，将老年人的生命放在第一位。

（3）具备团队协作能力，树立团队意识。

【相关知识】

一、基本概念

（1）脑卒中：脑卒中又称中风，是由于脑局部血液循环障碍所导致的神经功能缺损综合征，是引起老年人死亡的主要原因之一。脑卒中可分为出血性卒中和缺血性卒中两大类，出血性卒中包括脑出血、蛛网膜下腔出血，缺血性卒中则包括脑梗死、脑栓塞及短暂性脑缺血发作。

（2）肢体麻木：突发一侧面部或 / 和上、下肢麻木，严重者可伴有肢体乏力、步态不稳和摔倒。

（3）运动性失语症：常有一侧肢体偏瘫，伴有吐词不清或不能言语。

（4）意识障碍：轻者烦躁不安、意识模糊，严重者可呈昏迷状态。

（5）头痛、呕吐：多发生在出血性脑卒中老年人中，头痛剧烈程度与病情及疾病种类有关，蛛网膜下腔出血头痛最为剧烈，常伴有喷射性呕吐。

（6）瞳孔变化：如瞳孔不等大，则考虑脑疝形成。

二、常用方法

（1）脑卒中"BEFAST"识别方法，在中文中的意思是"要快"：

"B"——Balance，即平衡，指平衡或协调能力的突然丧失；

"E"——Eyes，即眼睛，指突发的视物困难；

"F"——Face，即面部，指突发的面部不对称；

"A"——Arms，即手臂，指手臂的突然无力或麻木，通常出现在身体一侧；

"S"——Speech，即语言，指突发的言语或者构音障碍；

"T"——Time，即时间。

（2）脑卒中类型鉴别方法如表4-22-1所示。

表 4-22-1　脑卒中类型鉴别方法

	出血性脑卒中		缺血性脑卒中	
发病年龄	50~60岁	不定	60岁以上	不定
诱因	情绪激动	外伤、体力劳动	无	无
发病情况	活动时	活动时	安静时	不定
头痛、呕吐	有	剧烈	多无	多无
意识障碍	有	不定	多无	多无
偏瘫	有	多无	有	有
脑膜刺激征	少见	明显	无	无

【技能导入】

张奶奶，65岁，在养老机构居住，平常生活基本自理。张奶奶有20年高血压病史，今日午饭后和老伴因为意见不合发生了激烈的争吵，张奶奶突然倒地，左侧口眼歪斜，右侧肢体乏力。

【技能分析】

一、主要问题

（1）高血压：张奶奶有20年的高血压病史。

（2）脑卒中：张奶奶情绪激动后，发生面瘫和偏瘫，可判断张奶奶发生脑卒中。

二、主要的救护措施

（1）立即启动急救系统，拨打救护电话"120"。

（2）等待救援过程中，将张奶奶安置在一个舒适的位置（半卧或前倾位），要求张奶奶不要活动，如出现呕吐应将头偏向一侧，防止误吸。

（3）保持通风，有条件给予吸氧。

（4）观察生命体征，尤其是意识和呼吸，必要时及时进行心肺复苏。

（5）禁食、禁饮。

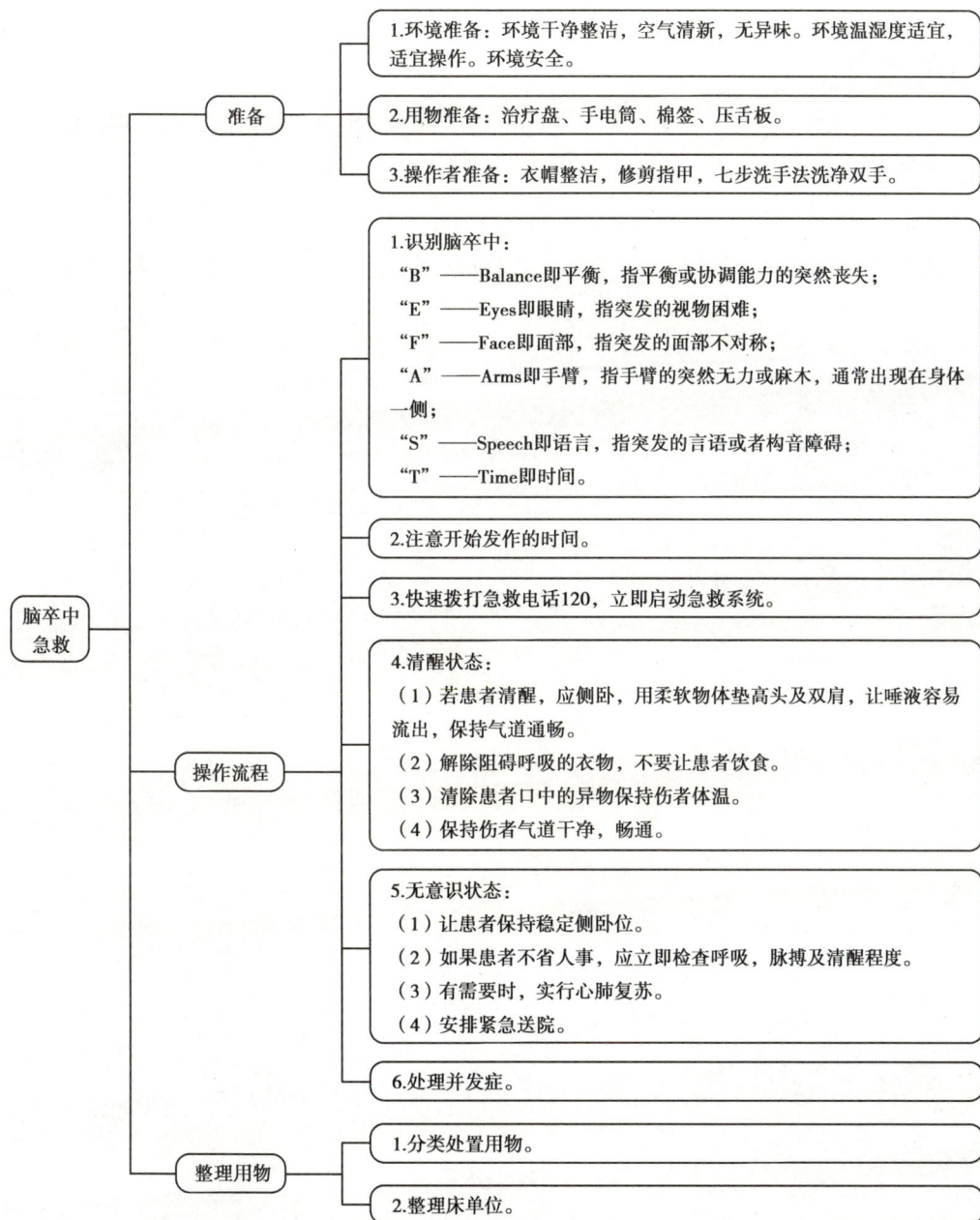

三、主要训练目标

正确识别脑卒中急性发作的症状并进行紧急救护。

【技能实施】

一、操作流程

脑卒中急救

准备
- 1.环境准备：环境干净整洁，空气清新，无异味。环境温湿度适宜，适宜操作。环境安全。
- 2.用物准备：治疗盘、手电筒、棉签、压舌板。
- 3.操作者准备：衣帽整洁，修剪指甲，七步洗手法洗净双手。

操作流程
- 1.识别脑卒中：

  "B"——Balance即平衡，指平衡或协调能力的突然丧失；

  "E"——Eyes即眼睛，指突发的视物困难；

  "F"——Face即面部，指突发的面部不对称；

  "A"——Arms即手臂，指手臂的突然无力或麻木，通常出现在身体一侧；

  "S"——Speech即语言，指突发的言语或者构音障碍；

  "T"——Time即时间。
- 2.注意开始发作的时间。
- 3.快速拨打急救电话120，立即启动急救系统。
- 4.清醒状态：

  （1）若患者清醒，应侧卧，用柔软物体垫高头及双肩，让唾液容易流出，保持气道通畅。

  （2）解除阻碍呼吸的衣物，不要让患者饮食。

  （3）清除患者口中的异物保持伤者体温。

  （4）保持伤者气道干净，畅通。
- 5.无意识状态：

  （1）让患者保持稳定侧卧位。

  （2）如果患者不省人事，应立即检查呼吸、脉搏及清醒程度。

  （3）有需要时，实行心肺复苏。

  （4）安排紧急送院。
- 6.处理并发症。

整理用物
- 1.分类处置用物。
- 2.整理床单位。

二、操作注意事项

（1）若发现老年人出现口眼歪斜、肢体活动障碍、吐字不清或不能言语等症状之一，即可确定脑卒中。

（2）对于脑卒中患者来说时间就是生命，从发生到送至医院最好在1小时内，越快越好。

（3）搬运老年人应平稳，尽量避免震动，尤其是脑出血者，以免加重病情。

【实践思考】

（1）如果发现老年人突然倒地，无法说话或行动，初步判断可能是脑卒中，应该立即采取哪些措施？

（2）在急救过程中，如何判断患者的脑部功能是否正常？

（3）如果患者处于昏迷状态，呼吸和心跳都正常，但出现肢体抽搐，应该如何应对？

【技能工单】

技能名称	脑卒中急救	学时		培训对象	
学生姓名		联系电话		操作成绩	
操作设备		操作时间		操作地点	
技能目的	脑卒中老年人的现场救护。				

技能实施	准备	1. 2. 3.
	操作流程	1. 2. 3. 4. 5. 6.
	整理用物	1. 2.
	自我评价	
教师评价		

【活页笔记】

技能名称	脑卒中急救	姓名		学号	
实践要求	结合任务实施流程，开展实践练习。两人一组进行模拟演练，第三人进行评估分析，再交换角色模拟操作。				
实践心得体会					
反思与改进					
教师评价					

技能 23
心脏病发作急救（JZ-23）

教学视频

【技能目标】

知识目标

（1）理解心脏病、胸痛、冠心病、心肌梗死的内涵。

（2）掌握心脏病急性发作的急救。

（3）熟悉心脏病发生的危险因素。

能力目标

（1）能正确说出心脏病发作的诱发因素。

（2）能正确识别心脏病急性发作的症状。

（3）能正确为心脏病急性发作的老年人进行现场救护。

素质目标

（1）能够关注老年人身心健康，树立尊老、爱老、敬老的意识。

（2）在日常照护中，树立急救意识，将老年人的生命放在第一位。

（3）具备团队协作能力，树立团队意识。

【相关知识】

一、基本概念

（1）心脏病：心脏病是各种原因导致的供养心肌的血管出现狭窄或堵塞，从而引起心肌缺血、坏死。以冠心病和心肌梗死较为常见。

（2）胸痛：胸痛是心脏病急性发作的主要症状，主要位于胸前区，常放射至左肩、左臂和手指。

（3）胸闷：胸闷是心脏病急性发作的时候，感到憋闷或胸部压迫感，严重时出现呼吸困难或呼吸急促。

（4）心悸：自觉心跳或心慌，伴心前区不适，检查时可发现心律不齐。

二、基本方法

（1）心脏病突发的判断。老年人突然出现心前区剧烈疼痛，感心悸、心慌、头晕等症状，需要高度怀疑心脏病急性发作。

（2）舌下含服硝酸甘油。硝酸甘油的作用是降低心肌耗氧量，扩张冠状动脉，突发心脏病时应立即舌下含服 0.5 mg（片），3~5 分钟后如果症状不缓解，再服用一片。

（3）观察病情。需要密切关注突发心脏病老年人的病情变化，如出现心跳、呼吸停止应立即心肺复苏。

【技能导入】

张奶奶，65 岁，在养老机构居住，平常生活基本自理。今晨，张奶奶起床后突感胸前区剧烈疼痛，感心慌、胸闷、呼吸困难、大汗淋漓。张奶奶无法自行站立，只能扶床站立，立即按床旁铃呼救。

【技能分析】

一、主要问题

心脏病急性发作：张奶奶出现胸前区剧烈疼痛、呼吸困难、大汗淋漓，这些都是心脏病急性发作的典型表现。

二、主要的救护措施

立即拨打急救电话"120"，同时需要给张奶奶实施现场救护。

三、主要训练目标

能为心脏病急性发作的老年人正确实施现场紧急救护。

【技能实施】

一、操作流程

```
                    ┌─ 操作准备 ─┬─ 1.环境：
                    │            │  宽敞安全、温湿度适宜。
                    │            └─ 2.操作者：
                    │               洗净双手。
                    │
                    │            ┌─ 1.识别心脏病急性发作：
                    │            │  突发胸前区疼痛、呼吸困难、大汗淋漓。
                    │            ├─ 2.记录开始发作的时间。
                    │            ├─ 3.快速拨打急救电话120，立即启动急救系统。
  心脏病发作 ─┼─ 操作流程 ─┤
    急救            │            ├─ 4.取体位：
                    │            │  取平卧位，避免活动。
                    │            ├─ 5.紧急用药：
                    │            │  硝酸甘油舌下含服。
                    │            └─ 6.对老人实施现场救护：
                    │               安抚老人情绪，让老人平躺，避免活动和搬运。处理并发症。
                    │
                    ├─ 整理用物 ─┬─ 1.分类处置用物。
                    │            └─ 2.整理现场环境。
                    │
                    └─ 操作评价 ─── 心脏病发作救助完成。
```

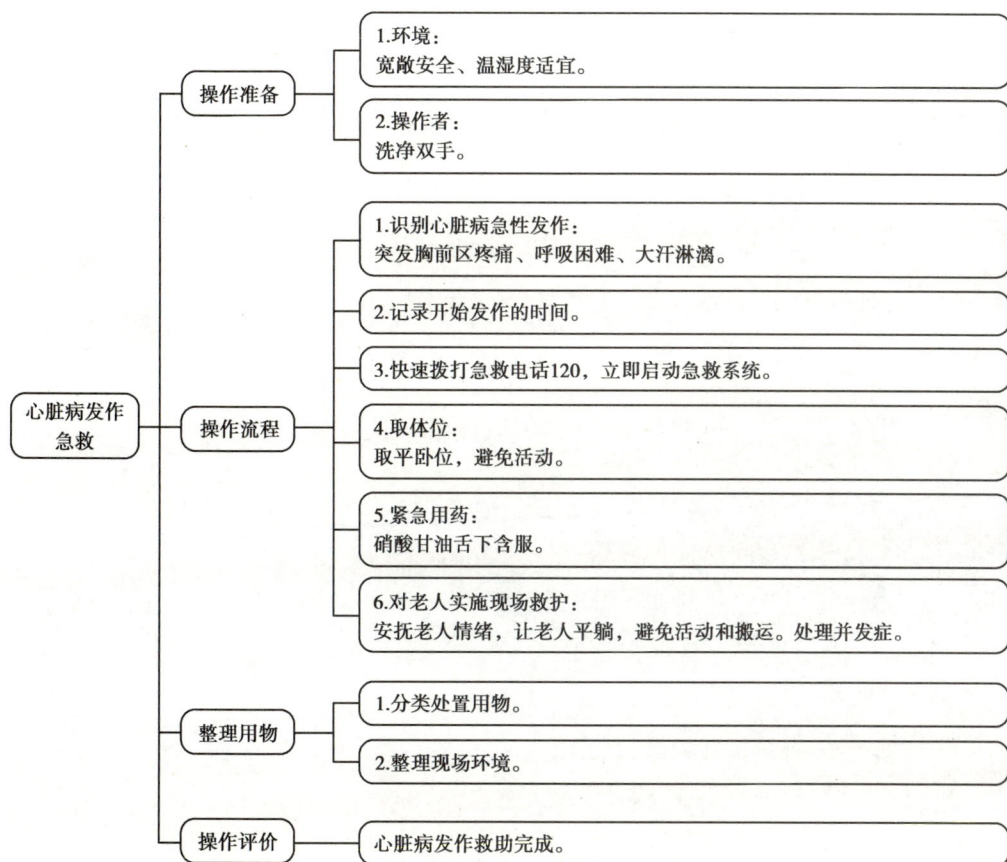

二、操作注意事项

（1）心脏病突发 1 小时内最容易发生心律失常，因此一定要等专业人士来，千万不要自行送老年人去医院，一旦发生意外，可能对老年人的生命构成威胁。

（2）一定要通过拨打"120"急救电话请求就医，将突发心脏病的老年人送至有介入条件的医院。

（3）紧急情况下，要立即给老年人舌下含服硝酸甘油，日常生活中要将药物放在随手可以取到的地方。

【实践思考】

（1）如何鉴别冠心病和心肌梗死？

（2）如果老年人舌下含服硝酸甘油后症状没有缓解，如何采取进一步急救措施？

【技能工单】

技能名称	心脏病发作急救	学时		培训对象	
学生姓名		联系电话		操作成绩	
操作设备		操作时间		操作地点	
技能目的	1. 及时、准确识别心脏病急性发作。 2. 为心脏病突发老年人实施准确的现场救护。				
技能实施	准备	1. 2. 3.			
	操作流程	1. 2. 3. 4.			
	整理用物	1. 2.			
	自我评价				
教师评价					

【活页笔记】

技能名称	心脏病发作急救	姓名		学号	
实践要求	结合任务实施流程，开展实践练习。两人一组进行模拟演练，第三人进行评估分析，再交换角色模拟操作。				
实践心得体会					
反思与改进					
教师评价					

技能 24
咯血和呕血急救（JZ-24）

【技能目标】

知识目标

（1）理解咯血、呕血和窒息的内涵。

（2）掌握咯血和呕血的现场急救。

（3）熟悉咯血、呕血发生的危险因素。

能力目标

（1）能正确说出咯血和呕血发作的诱发因素。

（2）能根据老年人的症状表现正确鉴别咯血、呕血。

（3）能为突发咯血和呕血的老年人进行紧急现场救护。

素质目标

（1）能够关注老年人身心健康，树立尊老、爱老、敬老的意识。

（2）在日常照护中，树立急救意识，将老年人的生命放在第一位。

（3）具备团队协作能力，树立团队意识。

【相关知识】

一、基本概念

（1）咯血：咯血是指喉以下支气管或肺组织出血，经口咯出，即多由呼吸系统疾病所致，但也可由循环系统或其他疾病引起。

（2）呕血：呕血是指上消化道及食管、胃、十二指肠、胃空肠吻合术后的空肠以及胰腺、胆道出血量较多时，胃内或反流入胃内的血液，经口腔呕出。呕血的血液呈咖啡色，也可呈鲜红色；未被呕出的血液，随大便排出时可出现柏油样黑便。临床上呕血的最常见病因是消化性溃疡、食管胃底静脉曲张破裂、急性胃黏膜损害和胃癌。

（3）消化管：消化管是一条起自口腔，延续为咽、食管、胃、小肠、大肠，终于肛门的很长的肌性管道，包括口腔、咽、食管、胃、小肠（十二指肠、空肠、回肠）和大肠（盲肠、结肠、直肠）等部。

（4）黑便：消化道出血的病人，大便的颜色呈黑色或柏油样。

（5）窒息：发生窒息时可表现为咯血突然减少或中止，表情紧张或惊恐，大汗淋漓，两手乱抓或指喉头（示意空气吸不进来），继而出现皮肤发绀、全身抽搐甚至心跳呼吸停止。

二、基本方法

（1）咯血和呕血的鉴别方法。呕血是呕出，呕吐物无泡沫、呈暗红色或棕色、有食物，伴黑便或呈柏油样。咯血是咳出，咳出物呈泡沫状、色鲜红，常与痰混合，除了经咽下，否则无血便。

（2）咯血的分度。一般根据 24 小时内咯血量的多少，将咯血分为痰中带血、小量咯血（24 小时小于 100 mL）、中等量咯血（24 小时 100~500 mL）和大量咯血（24 小时大于 500 mL，或一次大于 100 mL）

（3）呕血出血量的判断。出现黑便提示出血量在 50~100 mL，胃内积血在 250~300 mL，可引起呕血，一次出血量 <400 mL，不会引起全身症状，如果有头晕、心悸、乏力提示出血量 400~500 mL，如超过 1000 mL，则提示出现了休克。

【技能导入】

张奶奶，65 岁，在养老机构居住，平常生活基本自理。今晨，张奶奶早饭后呕吐鲜红色血 2 次，约 600 mL，同时出现头晕、面色苍白、呼吸急促、烦躁不安、四肢无力、皮肤湿冷等表现。

【技能分析】

一、主要问题

（1）呕血：张奶奶呕吐出鲜红的呕吐物，达到 600 mL，并且有全身表现。

（2）休克风险：张奶奶已经有全身症状，如果不及时采取措施，有循环衰竭的风险。

（3）窒息风险：血块可能堵塞气道，导致窒息。

二、主要救护措施

（1）立即拨打急救电话"120"。

（2）实施现场救护，清理张奶奶口腔血块，保证呼吸道通畅，避免窒息。

三、主要训练目标

能为突发呕血和咯血的老年人正确实施现场紧急救护。

【技能实施】

一、操作流程

```
                    ┌─ 操作准备 ──┬─ 1.环境：宽敞安全、温湿度适宜。
                    │            └─ 2.操作者：洗净双手。
                    │
                    │            ┌─ 1.识别和记录：
                    │            │  （1）症状识别：咯血、呕血。
                    │            │  （2）记录分度：痰中带血、少量咯血、中等量咯血、大量
                    │            │      咯血。
                    │            │  （3）记录出血量：预计毫升数量。
                    │            │
咯血和呕血 ──┬─ 操作流程 ──┤            ├─ 2.记录开始发作的时间。
                    │            │
                    │            ├─ 3.快速拨打急救电话120，立即启动急救系统。
                    │            │
                    │            ├─ 4.用干净纱布或毛巾清理口腔血块，解开衣领或皮带保证呼
                    │            │   吸道通畅，避免窒息。
                    │            │
                    │            └─ 5.对老人实施现场救护：安抚老人情绪，让老人平躺，避免
                    │               活动和搬运。处理并发症。
                    │
                    ├─ 整理用物 ──┬─ 1.分类处置用物。
                    │            └─ 2.整理出血现场。
                    │
                    └─ 操作评价 ──── 患病老人安全送医。
```

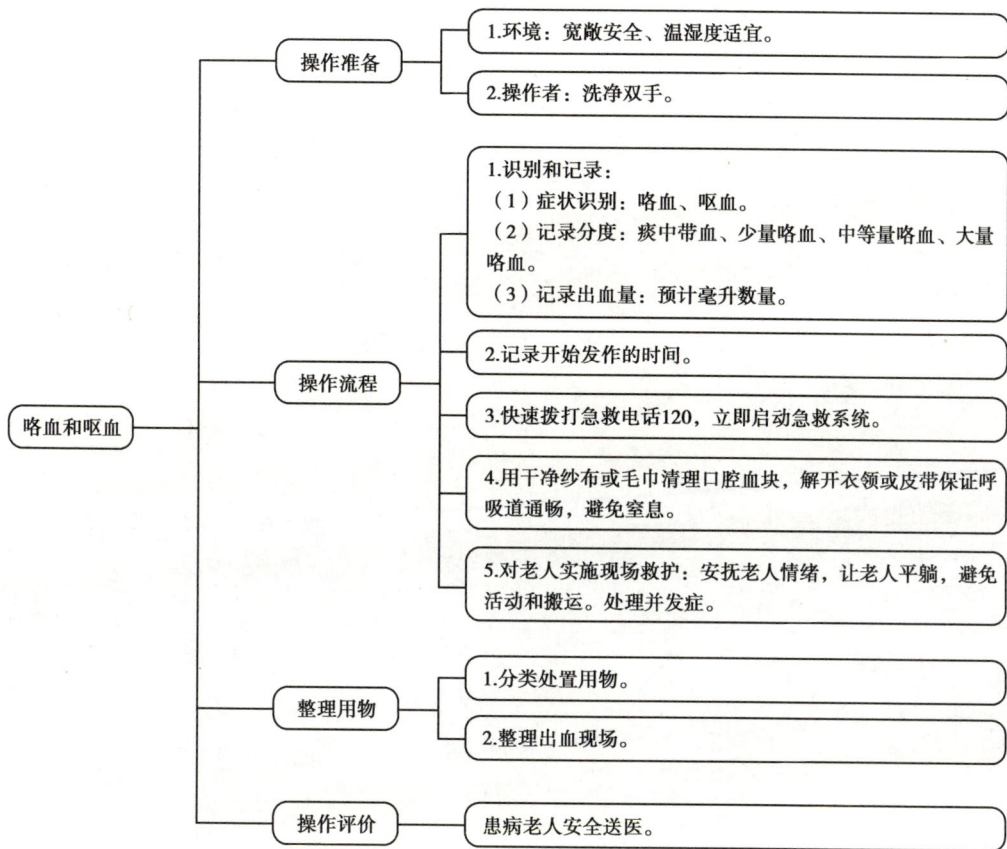

二、操作注意事项

（1）现场救护时，不要慌乱，要给张奶奶做心理疏导，避免恐慌。

（2）根据张奶奶的表现正确鉴别呕血或者咯血，再进一步采取现场救护。

（3）呕吐物不要立即清理，等救护人员到达查看后，再进一步处理。

【实践思考】

（1）如果老年人因为咯血或呕血发生了窒息，应该如何施救？

（2）救护现场如何保证呕吐物或咳出物不被污染？

【技能工单】

技能名称	咯血和呕血	学时		培训对象	
学生姓名		联系电话		操作成绩	
操作设备		操作时间		操作地点	
技能目的	1. 及时、准确识别咯血和呕血的种类及分度。 2. 为突发呕血的老年人进行的现场救护。				
技能实施	准备	1. 2. 3.			
	操作流程	1. 2. 3. 4. 5.			
	整理用物	1. 2.			
	自我评价				
教师评价					

【活页笔记】

技能名称	咯血和吐血	姓名		学号	
实践要求	结合任务实施流程，开展实践练习。两人一组进行模拟演练，第三人进行评估分析；再交换角色模拟操作。				
实践心得体会					
反思与改进					
教师评价					

模块 5：康复训练

【模块描述】

锻炼和身体活动的好处包括改善大脑健康、体重管理、减少疾病、强健骨骼和肌肉以及提高日常活动能力。骨关节炎、心脏病和肺病是影响参加锻炼计划的老年人的常见挑战。这些情况以及行动不便可能会使老年人面临功能进一步恶化和增加疾病负担的风险。老年护理或老年康复很重要，因为它可以让老年人根据个人需求按照自己的节奏接受护理，是一种专门的高级护理形式，可以防止将来受伤或住院。康复训练有助于老年人继续他们的日常活动并管理慢性病，减少困难和依赖。

【学习目标】

掌握

（1）康复方案制订的基本技能。

（2）康复实施的技能。

（3）坐位、站立位、转移、上下楼梯和全身运动的基本技能。

熟悉

（1）康复方案各阶段的内容。

（2）运动处方参数设置的方法。

（3）坐位、站立位、转移、上下楼梯和全身运动的操作方法。

了解

（1）运动处方的内涵。

（2）肌力、平衡等概念的内涵。

（3）坐位、站立位、转移、上下楼梯和全身运动的训练原理。

技能 25
制订康复方案（JZ-25）

【技能目标】

知识目标

（1）理解康复方案实施流程。

（2）掌握实施康复方案的基本技能。

（3）熟悉康复方案各阶段可能包含的内容。

能力目标

（1）能对老年人的需求进行评估。

（2）能根据康复方案实施流程图独立完成康复计划实施。

（3）能选择适合老年人的康复训练方法，保证安全有效。

素质目标

（1）康复方案能满足老年人需求。

（2）康复计划实施符合老年人身体要求。

（3）与家属、社工等形成团队，将康复方案运用到日常生活中。

【相关知识】

一、基本概念

（1）康复训练：康复训练是指损伤后进行有利于恢复或改善功能的身体活动，采用适量的、定向的，或者有针对性地机体运动来帮助身体恢复到正常状态的方法。

（2）康复评定：评定是客观地、准确地检查、判断老年人功能障碍的性质、部位、范围、程度；确定尚存的代偿能力情况；估计功能障碍的发展、转归和预后；找出康复目标；制订康复措施；判定康复效果；决定老年人去向的过程。

二、常用方法

1. 评估是否需要

可以为康复计划提供控制各种变量所需的必要信息，以达到预期的效果。常用方法包括主观判断和客观判断。

（1）主观判断：老年人提供的资料，包括老年人主诉，一般情况（例如年龄、职业等）、疾病发生发展情况、当前症状、个人病史、家族病史等。

（2）客观判断：使用专业工具评估老年人问题，以确定老年人目前潜在的需求。

2. 目标设定

审查日常活动和生活所蕴含的姿态和身体力学，确定康复计划针对性目标：

（1）确定训练的用意。

（2）确定训练要达成的终极目的。

（3）确定单次训练的目标。

3. 制订干预计划

（1）选择：确定可以使用有效和可靠的、正确的工具。

（2）教育：发展计划，包括制作讲义给参与者。

（3）规划：规划每次训练内容。

（4）课程计划：地点、时间、空间、训练人员。

4. 课程实施

必须确认即使已有最好的计划，适应意料外之事的能力，并做好相应准备。

5. 课程评估

（1）请老年人评估康复训练课程。

（2）请老年人就训练课程如何改善给出反馈（如课程时间、训练长短、内容难易等）。

（3）记录基线数据、并对进展状况和训练结束后状况进行评估。

【技能导入】

李奶奶，82岁，在养老机构居住，医院诊断为卒中后遗症恢复期，右侧肢体偏瘫。能部分自主活动，独自坐立，经医院康复治疗后，好转出院。目前主要表现能从床上翻身坐起，能独自坐立，但无法独自站立，无法独自完成转移，认知无障碍，能交流。

【技能分析】

评估能力：首先需要对李奶奶进行全面的评估，包括身体状况、日常生活能力、认知能力等方面的评估，以确定她的康复需求和目标。老年人目前能从床上翻身坐起，能独自坐立，但无法独自站立，无法独自完成转移，日常生活受限。

制订康复计划：在评估的基础上，需要根据李奶奶的具体情况，制订个性化的康复计划，包括康复目标、康复方案、康复期限等内容。

监测与调整：需要不断监测李奶奶的康复情况，并根据康复进展情况及时调整康复计划，确保康复治疗的效果。

沟通协调：需要与李奶奶及其家属、养老机构医护人员、其他康复师进行良好的沟通，协调康复治疗方案，解答疑问，提供支持和鼓励。

针对李奶奶潜在的康复需求，制订合理的康复训练计划，同时，还需要具备对老年人的关心、耐心、细心等品质，以及对康复工作的热情和责任心。

【技能实施】

一、操作流程

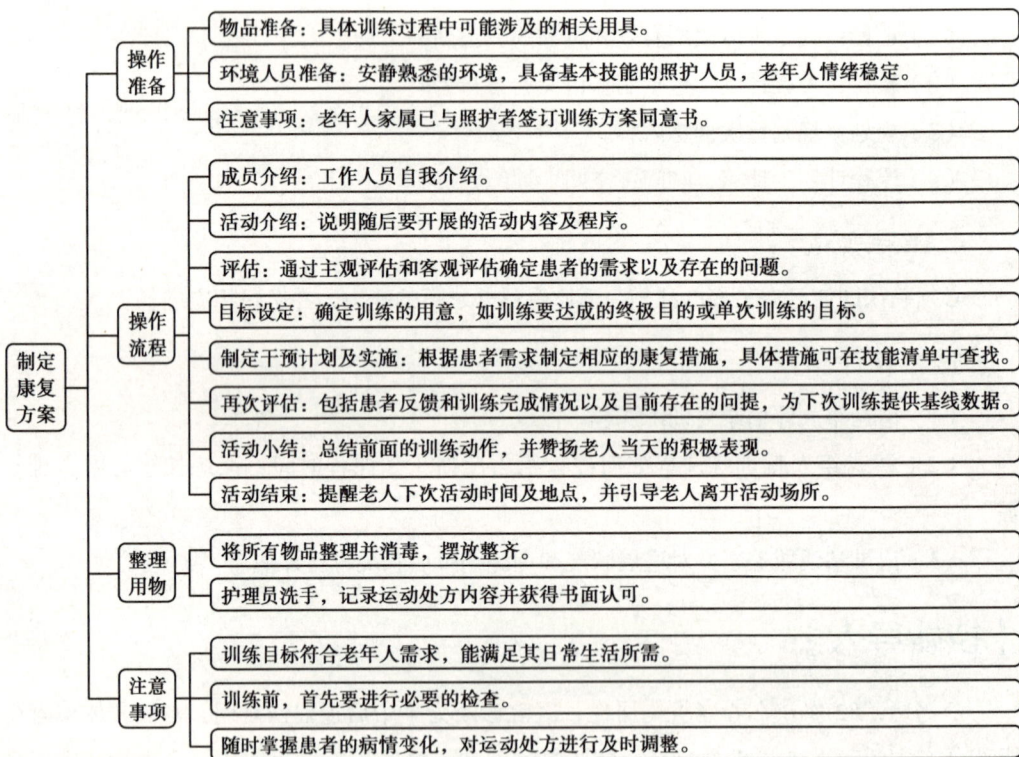

二、操作注意事项

（1）目标设定时要明确目的和目标，以确保训练的方向和方法符合老年人的需求和期望。在制订目标时应该考虑老年人的身体状况、健康状况、能力水平和兴趣爱好。

（2）制订干预计划及实施时，应该根据老年人的需求和能力制订适当的康复措施，可以参考技能清单进行选择。在实施过程中要注意掌握好训练强度和频率，避免过度训练导致身体不适或受伤。

（3）再次评估是一个重要的步骤，可以根据老年人反馈和训练完成情况以及目前存在的问题进行调整和改进，为下次训练提供基线数据。在评估过程中，要尊重老年人的意愿和需求，避免过度干预和不必要的压力。

（4）活动小结是总结前面的训练动作，并赞扬老年人当天的积极表现。这可以提高老年人的自信心和积极性，鼓励他们继续参与康复训练。

（5）活动结束时，要提醒老年人下次活动时间及地点，并引导老年人离开活动场所。将所有物品整理并消毒，摆放整齐。整理用物是为了保证下次训练的顺利进行，消毒和整齐摆放是为了保证环境的清洁和卫生。

（6）护理员在整个过程中要注意个人卫生，包括洗手和佩戴适当的防护用具。还要记录运动处方内容并获得书面认可，以便日后参考和跟踪康复进展。

（7）训练目标符合老年人的需求和能力，能满足其日常生活所需。康复过程中要尊重老年人的意愿和需求，避免强制和过度干预，以达到最好的康复效果。

【实践思考】

（1）如何判断老年人需求和训练需求是否匹配？

（2）如何判断训练时的风险因素？

【技能工单】

技能名称	制订康复方案	学时		培训对象	
学生姓名		联系电话		操作成绩	
操作设备		操作时间		操作地点	
技能目的	1. 掌握实施康复方案的基本技能。 2. 能对老年人的需求进行评估。 3. 能根据康复方案实施流程图独立完成康复计划实施。 4. 能选择适合老年人的康复训练方法,保证安全有效。 5. 康复方案能满足老年人需求。 6. 康复计划实施符合老年人身体要求。 7. 与家属、社工等形成团队,将康复方案运用到日常生活中。				
技能实施	准备	1. 2. 3.			
	操作流程	1. 2. 3. 4. 5. 6. 7. 8.			
	整理用物	1. 2.			
	注意事项	1. 2. 3.			
教师评价					

【活页笔记】

技能名称	制订康复方案	姓名		学号	
实践要求	根据老年人的需求制订康复方案的，四个人分成两组，一组制订方案，一组进行评估；然后交换角色进行实践。				
实践心得体会					
反思与改进					
教师评价					

技能 26
康复实施方法（JZ-26）

【技能目标】

知识目标

（1）掌握康复方案设计方法。

（2）理解运动处方的概念。

（3）熟悉参数设置的方法。

能力目标

（1）能合理运用康复设计原则。

（2）能选择合适的运动训练项目参数，保证训练的安全有效。

（3）能为老年人提供有趣的项目指导，促进老年人参与。

素质目标

（1）能够接纳老年人的不良情绪和异常行为。

（2）在训练和照护中，能耐心与老年人进行沟通和交流。

（3）与医护人员、社工等形成团队，在训练和照护中有良好的合作意识。

【相关知识】

一、运动处方

运动处方是指按照从事运动者的年龄、性别、健康状况、身体锻炼经历和器官的功能水平等情况，用处方的形式，对其运动的方式、持续的时间、频率、运动量、运动强度五大要素进行规定。

二、运动处方的常用方法

1. 运动强度

（1）心率预测。为了获得最佳效果，并保证安全的运动心率，可计算出老年人的最大心率（最大心率 =220- 年龄），然后取最大心率的 60%~80% 为运动适宜心率，注意：老年人需根据身体情况进行调整，降低适宜心率。

（2）主观疲劳程度分级法。根据老年人运动时主观感受疲劳的程度，可以确定运动强度大小是否适宜。

2. 运动类型

运动类型分为耐力性运动和力量性运动。

（1）耐力性运动是有氧代谢性运动，如步行，慢跑。

（2）力量性运动是肌力增强运动，利用器械或康复人员完成主动运动或抗阻运动。

3. 运动持续时间

运动持续时间一般为 15~60 分钟。运动时间长短应与运动强度相适应。注意：老年人需根据身体情况进行调整，运动时间以不引起疲劳或症状为宜。

4. 运动频率

运动频率取决于运动强度和每次运动持续的时间

5. 注意事项

（1）训练目标符合老年人需求，能满足其日常生活所需。

（2）训练前，首先要进行必要的检查。

（3）随时掌握老年人的病情变化，对运动进行及时调整。

三、康复训练

康复训练：康复训练是指损伤后进行有利于恢复或改善功能的身体活动，采用适量的、定向的，或者有针对性的机体运动来帮助身体恢复到正常状态的方法。

需求分析：需求分析的过程包括收集老年人的相关信息，根据信息作出合适的训练决定，并向老年人提出训练计划。

目标设定：根据病情及老年人实际社会功能缺损的情况，以及家庭、社会对老年人的角色要求，为老年人确定切合实际的康复所要达到的预期效果。

四、康复训练的常用方法

1. 评估是否需要

可以为康复计划提供控制各种变量所需的必要信息，以达到预期的效果。常见方法包括主观判断和客观判断。

（1）主观判断：计划者可直接询问或观察老年人目前所面临的问题以及基本信息，根据老年人口述或观察的信息判断老年人是否需要康复训练。

（2）客观判断：使用专业工具评估老年人问题，以确定老年人潜在的需求。

2. 目标设定

审查日常活动和生活所蕴含的姿态和身体力学，确定康复计划针对性目标：

（1）确定训练的用意。

（2）确定训练要达成的终极目的。

（3）确定单次训练的目标。

3. 制订干预计划

（1）选择：确定可以使用有效和可靠的正确工具。

（2）教育：发展计划，包括制作讲义给参与者。

（3）规划：规划每次训练内容。

（4）课程计划：地点、时间、空间、训练人员。

4. 课程实施

必须确认即使已有最好的计划，适应意料外之事的能力，并做好相应准备。

5. 课程评估

（1）请老年人评估康复训练课程。

（2）请老年人就训练课程如何改善给出反馈（如课程时间、训练长短、内容难易等）。

（3）记录基线数据，并对进展状况和训练结束后状况进行评估。

6. 训练注意事项

（1）训练目标符合老年人需求，能满足其日常生活所需。

（2）训练前的风险评估。

（3）训练参数考虑。

（4）训练完成后的再评估。

【技能导入】

李奶奶，82岁，在养老机构居住，医院诊断为卒中后遗症恢复期，右侧肢体偏瘫。能部分自主活动，独自坐立，经医院康复治疗后，好转出院。目前主要表现能从床上翻身坐起，能独自坐立，但无法独自站立，无法独自完成转移，认知无障碍，能交流。

【技能分析】

一、康复需求分析

（1）康复训练需求：老年人无法独立完成转移和站立，训练过程中需要注意训练强度和频率，根据李奶奶的身体状况和康复需要，选择适当的动作和姿势，在训练过程中，要控制好李奶奶的坐姿和坐姿的稳定性，防止坐姿不当导致肌肉疲劳或受伤。

（2）辅具器具需求：需要综合考虑李奶奶的身体状况和康复进展，逐步增加训练难度和强度，可以使用一些支撑杆、步行器等辅助器具，帮助李奶奶逐渐适应站立的姿势和动作，同时要注意防止摔倒或受伤。训练过程中，要控制好李奶奶的姿势和动作，确保安全和稳定性。可以根据康复进展逐渐增加训练难度和强度。

（3）交流和认知训练：除了身体的康复训练外，还需要进行交流和认知训练，以保持李奶奶的认知水平和社交能力。可以进行一些语言、思维、记忆等方面的训练，以及组织一些社交活动，增强其社交能力和心理健康。

二、制订照护方案

（1）针对李奶奶潜在的康复需求，实施合理的康复训练计划。

（2）方案的制订要综合考虑李奶奶的各方面需求，训练做到循序渐进。

【技能实施】

一、操作流程

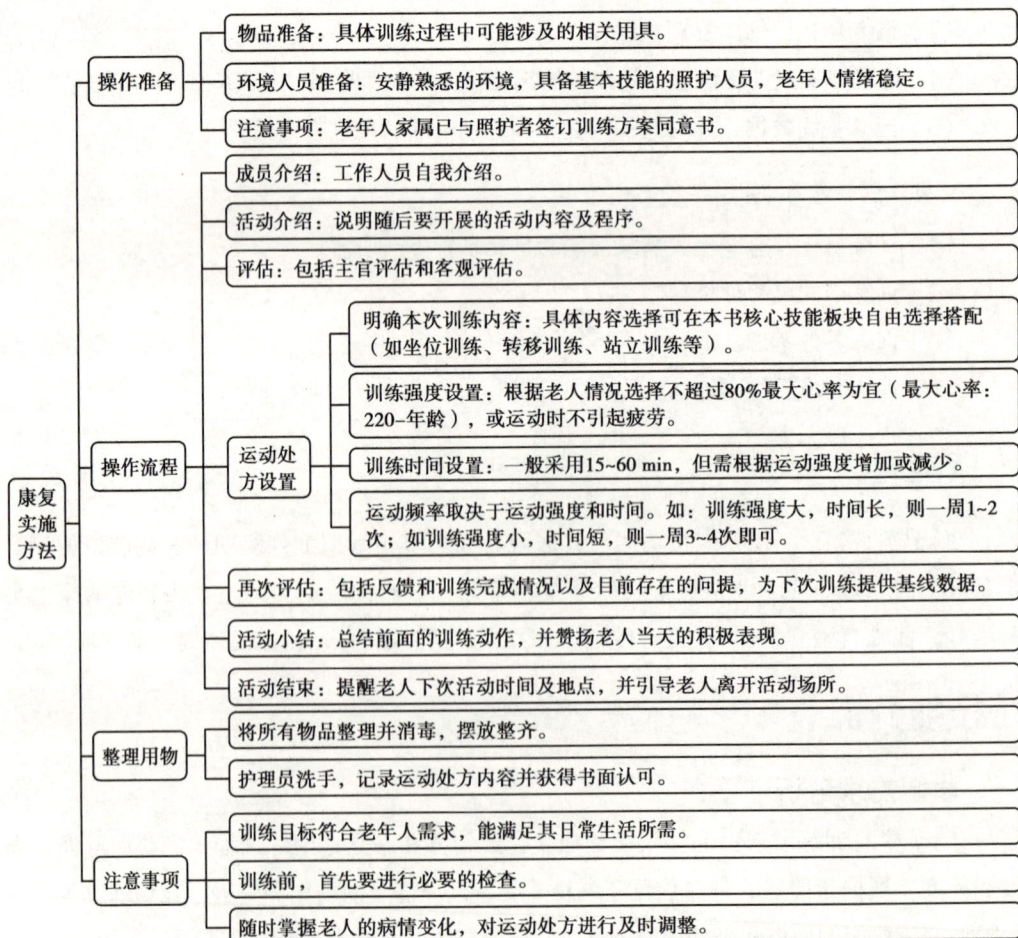

二、操作注意事项

（1）定期体检：老年人应该定期进行体检，以确保身体状况良好，不存在任何潜在的健康问题。

（2）个性化运动处方：针对老年人的身体状况和健康状况，制订个性化的运动处方，避免运动过度或不足，以保证训练效果。

（3）逐步增加运动强度：老年人开始运动时应遵循"轻、柔、慢、短"的原则，逐渐增加运动的强度和时长，以避免过度劳累和受伤。

（4）监测身体反应：老年人在进行运动训练时应时刻关注身体的反应，如心率、呼吸等，如果出现异常应立即停止运动。

（5）注意营养补给：老年人在进行运动训练时应注意补充足够的水分和营养，以保证身体的健康和免疫力。

（6）避免高风险运动：老年人在进行运动训练时应避免高风险的运动项目，如高空跳伞、攀岩等，以免造成意外伤害。

总之，老年人进行运动处方相关康复训练时需要谨慎选择运动方式，注意运动强度和频率的逐步增加，并定期进行体检以确保健康状况良好。

【实践思考】

（1）设置最佳运动强度时需要考虑哪些因素？

（2）明确老年人康复训练项目的方法有哪些？

【技能工单】

技能名称	康复实施方法	学时		培训对象	
学生姓名		联系电话		操作成绩	
操作设备		操作时间		操作地点	
技能目的	1.掌握康复方案设计方法。 2.能合理运用康复设计原则。 3.能选择合适的运动训练项目参数,保证训练的安全有效。 4.能为老年人提供有趣的项目指导,促进老年人参与。 5.能够接纳老年人的不良情绪和异常行为。 6.在训练和照护中,能耐心与老年人进行沟通和交流。 7.与医护人员、社工等形成团队,在训练和照护中有良好的合作意识。				
技能实施	准备	1. 2. 3.			
	操作流程	1. 2. 3. 4. 5. 6. 7.			
	整理用物	1. 2.			
	注意事项	1. 2. 3.			
教师评价					

【活页笔记】

技能名称	康复实施方法	姓名		学号	
实践要求	根据老年人的年龄、性别、健康状况、身体锻炼经历和器官的功能水平等情况，拟定运动处方，并按照运动的方式、持续的时间、频率、运动量、运动强度五大要素进行规定。				
实践心得体会					
反思与改进					
教师评价					

技能 27
坐位训练（JZ-27）

【技能目标】

知识目标

（1）理解训练中肌力、平衡等概念的基本内涵。

（2）掌握坐位平衡、协调、肌力、心肺功能及柔韧性训练的基本技能。

（3）熟悉训练中常用工具的基本操作方法。

能力目标

（1）能用老年人易懂的语言及示范指导其训练。

（2）能选择合适的运动训练项目，保证训练的安全有效。

（3）能为老年人提供有趣的项目指导，促进老年人参与。

素质目标

（1）能够接纳老年人的不良情绪和异常行为。

（2）在训练和照护中，能耐心与老年人进行沟通和交流。

（3）与医护人员、社工等形成团队，在训练和照护中有良好的合作意识。

【相关知识】

一、基本概念

（1）平衡：平衡在力学上是指物体所受到来自各个方向的作用力与反作用力大小相等，使物体处于一种稳定的状态，在临床上是指物体所处的一种姿势状态，并能在运动或受到外力作用时自动调整并维持姿势的一种能力。

（2）坐位平衡：坐位平衡是指一种坐的能力，包括坐时没有过度的肌肉活动，在坐位移动、进行各种运动作业时能够不断做出姿势调整。

（3）正确坐位的基本要点：体重平均分配在两臀部之间，双肩在双髋正上方；双脚并拢或与肩同宽，头中立位，双肩水平，躯干伸展。

二、常用方法

1. 坐位平衡分析

观察老年人静坐时的对线，分析调整自身肢体、躯干、头部运动的能力。偏瘫老年人常见的问题：

（1）支撑面增宽，表现为双脚分开。

（2）随意运动受限，表现为发僵和屏住呼吸。

（3）老年人双脚在地上滑动或用手支撑来代替调整相应的身体部分。

（4）当作业需要体重侧移时，老年人因侧屈控制差常向前或向后靠。

2. 练习坐位下的重心转移

（1）坐位，双手放在大腿上，老年人转头和躯干从肩上方看，回到中立位，再重复从另一侧做。

（2）坐位，老年人患侧前臂支撑在一个或两个枕头上，练习从这个位置坐直。

（3）坐位，患肢分别向前、下、两侧触碰一个物体，每次都回到直立位。必要时，康复人员支持老年人患臂。为了增加复杂性，可以在上述方向拿起物体。

指令简明，如向侧方触碰一个物体，给予的指令如下"向外伸手及触摸……""看这个物体。""现在，再坐直……""让我们再做一次……来吧……看你能否再伸得远一些。""停在那儿多待一会儿……现在，慢慢回来。"

3. 练习坐位下的平衡及重心转移

（1）坐姿确认：确保老年人臀部尽可能向后且背牢固地靠在椅子的靠背上。同时老人双脚能够完全接触地面且双脚与肩同宽，两侧肩膀处于同一水平线，头部无歪斜。

（2）上臂练习：保持核心用力，手掌向前，握住哑铃（或其他能提供阻力物品）。向上伸展双臂，伸到头顶上方，直到它们完全伸展（或达到感觉最舒适的范围）。双手不要碰在一起，双臂保持平行。一旦达到手臂的伸展极限，慢慢将手放回起始位置；可多方向完成上臂力量训练。该方法可提高手臂耐力和力量，辅助老年人的座位平衡，防止跌倒。

（3）平衡训练：手扶椅子，确保正确坐姿，嘱老年人向左或向右旋转头部，直到感觉到轻微的伸展。保持这个姿势 20~30 秒；随后向相反方向旋转。为增加难度，可让老年人将手放在大腿上；转动头部的同时旋转身体或对侧手尽可能向头旋转方向靠近。

（4）重心转移：双手扶椅，确保正确坐姿，嘱老年人向左或向右晃动自己的臀部并保持 5 秒。为增加难度，可单手扶椅或让老年人双臂交叉放于胸前，嘱老年人尽可能将上半身向左、右转动并保持 5 秒钟。该方法也可结合平衡训练同步进行。

指令简明，如向侧方触碰一个物体，给予的指令如下"向外伸手及触摸……""看这个物体。""现在，再坐直……""让我们再做一次……来吧……看你能否再伸得远一些。""停在那儿多待一会儿……现在，慢慢回来。"

4. 将训练转移到日常生活中去

在进行日常活动处于坐位时，将重心从臀部一侧移到另一侧。如坐在椅子上吃饭时，提醒老年人将身体部分重量通过臀部进行左右缓慢移动。

三、注意事项

（1）随时指导老年人调整躯干和头部的位置。

（2）老年人训练需由易到难，循序渐进。

（3）在整个训练过程中注意保护，预防跌倒。

（4）在整个过程需为老年人提供保护，降低其心理负担。

【技能导入】

张爷爷，79岁，老伴因照顾孙子不在身边，独自一人居住在城里。既往有慢性阻塞性肺疾病病史。目前自觉气短，容易累。不能像以往流畅且顺利完成日常生活技能，行走时平衡能力下降，不能及时调整身体姿势易跌倒。

【技能分析】

一、主要健康问题

（1）平衡、协调功能障碍：老年人活动较以前迟缓，感觉身体重心不稳。

（2）身体柔韧性降低：自觉身体僵硬，不能像以前自由活动。

（3）心肺功能障碍：轻微活动即感到累。

二、制订照护方案

针对张爷爷的功能表现，为其制订个性化的训练方案，包括柔韧性、平衡、心肺训练等。

三、主要训练目标

（1）提高坐姿稳定性：老年人在座位上容易出现身体不稳定的情况，这可能增加他们摔倒的风险。坐位训练可以帮助老年人提高坐姿稳定性，减少摔倒的风险。

（2）提高肌肉力量：随着年龄的增长，老年人的肌肉力量会逐渐下降，坐位训练可以通过针对特定的肌肉群进行训练，帮助老年人增强肌肉力量。

（3）提高关节灵活性：老年人在座位上久坐不动，容易导致身体僵硬和关节活动范围受限。坐位训练可以通过适当的体位调整和关节活动训练，帮助老年人提高关节灵活性。

（4）提高心肺功能：老年人的心肺功能也会随着年龄的增长而下降，坐位训练可以通过适当的有氧运动训练，帮助老年人提高心肺功能，增强身体耐力。

【技能实施】

一、操作流程

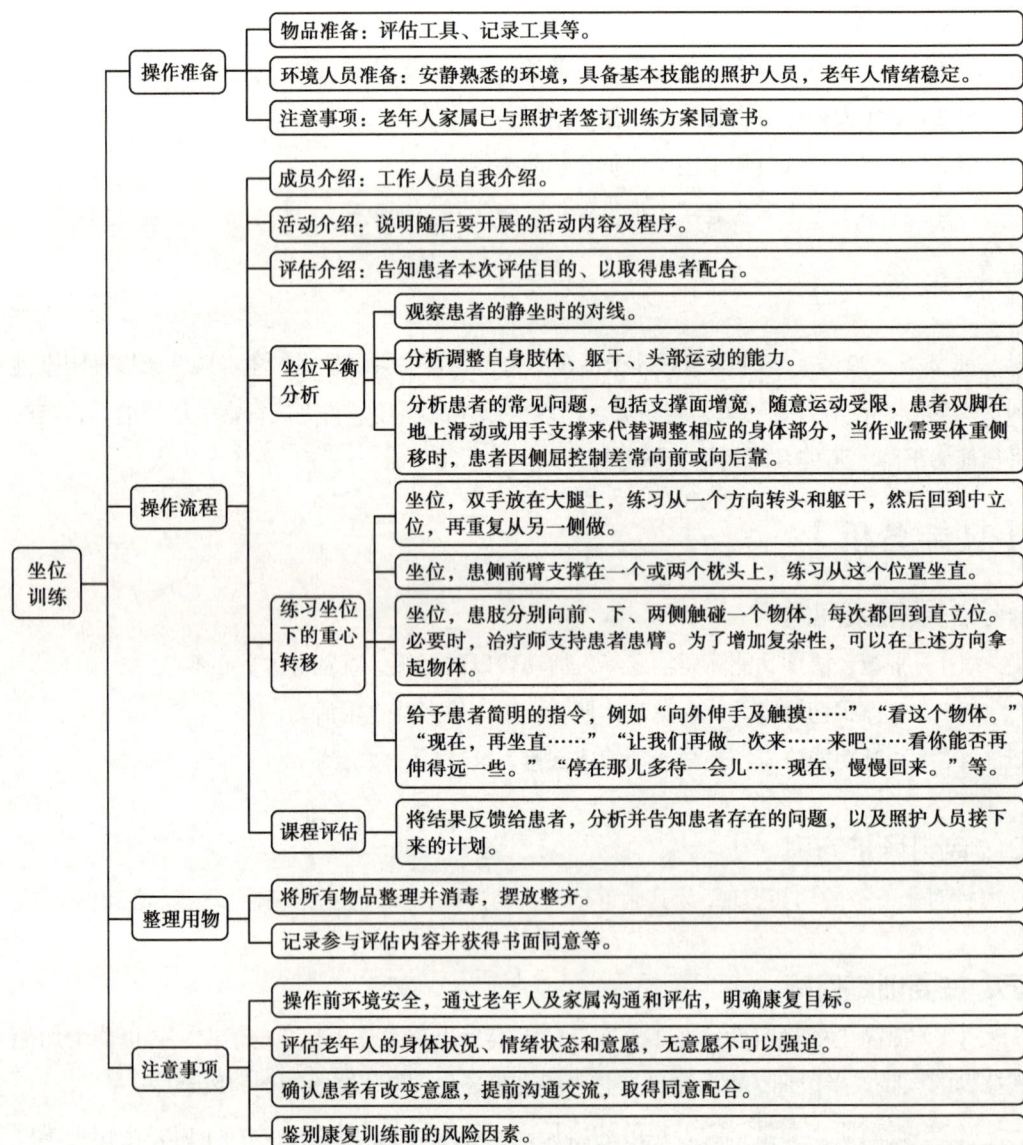

坐位训练

操作准备
- 物品准备：评估工具、记录工具等。
- 环境人员准备：安静熟悉的环境，具备基本技能的照护人员，老年人情绪稳定。
- 注意事项：老年人家属已与照护者签订训练方案同意书。

操作流程
- 成员介绍：工作人员自我介绍。
- 活动介绍：说明随后要开展的活动内容及程序。
- 评估介绍：告知患者本次评估目的、以取得患者配合。
- **坐位平衡分析**
  - 观察患者的静坐时的对线。
  - 分析调整自身肢体、躯干、头部运动的能力。
  - 分析患者的常见问题，包括支撑面增宽，随意运动受限，患者双脚在地上滑动或用手支撑来代替调整相应的身体部分，当作业需要体重侧移时，患者因侧屈控制差常向前或向后靠。
- **练习坐位下的重心转移**
  - 坐位，双手放在大腿上，练习从一个方向转头和躯干，然后回到中立位，再重复从另一侧做。
  - 坐位，患侧前臂支撑在一个或两个枕头上，练习从这个位置坐直。
  - 坐位，患肢分别向前、下、两侧触碰一个物体，每次都回到直立位。必要时，治疗师支持患者患臂。为了增加复杂性，可以在上述方向拿起物体。
  - 给予患者简明的指令，例如"向外伸手及触摸……""看这个物体。""现在，再坐直……""让我们再做一次来……来吧……看你能否再伸得远一些。""停在那儿多待一会儿……现在，慢慢回来。"等。
- **课程评估**
  - 将结果反馈给患者，分析并告知患者存在的问题，以及照护人员接下来的计划。

整理用物
- 将所有物品整理并消毒，摆放整齐。
- 记录参与评估内容并获书面同意等。

注意事项
- 操作前环境安全，通过老年人及家属沟通和评估，明确康复目标。
- 评估老年人的身体状况、情绪状态和意愿，无意愿不可以强迫。
- 确认患者有改变意愿，提前沟通交流，取得同意配合。
- 鉴别康复训练前的风险因素。

二、操作注意事项

（1）操作前熟悉老年人的行为习惯，根据老年人的认知程度、兴趣爱好、职业特征等制订老年人的训练方案。

（2）操作前评估老年人身体情况、情绪状态和意愿，无意愿不可强迫。训练过程中，若老年人丧失兴趣，先中断，观察 2~3 分钟，如仍不配合可终止。

（3）若老年人脾气不好，提前设计交流沟通方式，以取得老年人配合。

（4）训练过程适当增加难度可刺激老年人的记忆力，但要避免因难度过大而引起的焦虑情绪。

【实践思考】

（1）训练中遇到积极性不高的老年人时，如何使其快速参与到训练中？

（2）在训练过程中，如何确定训练的强度是否达到训练要求，且不会过度训练？

【技能工单】

技能名称	坐位训练	学时		培训对象	
学生姓名		联系电话		操作成绩	
操作设备		操作时间		操作地点	

技能目的	1. 掌握肌力、平衡、协调、心肺训练的内涵。 2. 能对老年人开展肌力、平衡、协调、心肺训练，促进身体功能。 3. 能够接纳老年人的不良情绪和异常行为。 4. 在训练和照护中，能耐心与老年人进行沟通和交流。 5. 与医护人员、社工等形成团队，在训练和照护中有良好的合作意识。	
技能实施	准备	1. 2. 3.
	操作流程	1. 2. 3. 4. 5. 6.
	整理用物	1. 2.
	注意事项	1. 2. 3. 4.
教师评价		

【活页笔记】

技能名称	坐位训练	姓名		学号	
实践要求	结合任务实施流程，开展实践练习。对有坐位训练需求的老年人进行坐位康复训练，四人一组，两两组合，分别进行操作、记录和评价，然后交换角色实践练习。				
实践心得体会					
反思与改进					
教师评价					

技能 28
立位训练（JZ-28）

【技能目标】

知识目标

（1）理解训练中站立平衡等概念的基本内涵。

（2）掌握站立平衡训练的基本技能。

（3）熟悉训练中常用工具的基本操作方法。

能力目标

（1）能用老年人易懂的语言及示范指导其训练。

（2）能选择合适的运动训练项目，保证训练的安全有效。

（3）能为老年人提供有趣的项目指导，促进老年人参与。

素质目标

（1）能够接纳老年人的不良情绪和异常行为。

（2）在训练和照护中，能耐心与老年人进行沟通和交流。

（3）与医护人员、社工等形成团队，在训练和照护中有良好的合作意识。

【相关知识】

一、基本概念

（1）站立位由于支撑面很小，重心高，稳定性差，身体的对线要求比坐位更高，并应具备不断进行姿势调整的能力。

（2）正确站位的基本要点：双足分开与肩同宽；双髋位于双踝之上；双肩位于双髋正上方；头平衡于水平的双肩上。

二、常用方法

1. 站立平衡的分析

观察老年人在站立位向上、侧、前、后方看或触摸物体时的表现。脑卒中偏瘫老年人常见的问题包括：

（1）在重心轻微偏移时出现代偿动作，如双足分开太大或单双侧髋关节外旋；老年人双足原地踏步或过早地跨步；双上肢伸展或抓物支持。正确的解决方法应是控制其骨盆、双腿及躯干。

（2）随意运动受限，表现为姿势僵硬和屏气。

（3）老年人向前伸手触摸物体时，屈髋（正确的是背屈踝关节）向侧方伸手触摸物体时移动躯干（正确的是移动髋和踝关节）。

2. 练习站立平衡

（1）髋关节对线训练。①仰卧位，患腿放在床边，老年人练习小范围地伸展髋关节；②老年人双足负重站立，伸展髋关节。

（2）训练重心偏移时的姿势调整。①老年人双足分开与肩同宽站立，并向上看、向后看，回到起始位，再从另一侧向后看；②取物训练站立位，向前方、侧方、后方伸手从桌子上拿取物体及做不同程度的手伸出及指向的作业。确保老年人能在踝关节水平移动身体；③迈步训练，用健侧下肢向前迈一步，然后向后迈一步。迈步时患髋应保持伸展，骨盆不过分侧移。迈步训练给予的指令："保持重心在患脚上""用你的另一只脚向前迈一步""你的髋关节应移到脚前""现在向后迈步"；④足背屈控制重心后移的训练，老年人背靠墙而立，双足离墙10 cm，康复人员握老年人双手使其肘伸展并予阻力或助力，指导老年人将髋移离墙面，寻找激发足背屈的位置，诱发主动活动。注意老年人应用腿的力量离开墙面，确保老年人用双足负重，双膝无屈曲。

（3）增加复杂性并确保平衡性训练，如接球、抛球、拍球等活动。利用步行训练通过急停、跨越物体、改变方向步行来增加站立平衡能力。

3. 站立训练

（1）站姿确认：双足分开，并从侧面确定耳朵、肩膀、髋部、膝关节、踝部这五点在同一直线上，同时双足无一前一后情况。

（2）平衡练习：确保正确站姿，老年人双手扶住支撑物，让老年人向一侧缓慢转动头部回到初始位置后重复向另一侧转动，为增加难度，可逐步减少手部支撑或站在柔软的垫子上。为增加趣味性，可让老年人在站立时拿取物品或用排球等进行抛接球练习。

（3）单腿平衡：确保正确站姿，双手扶住任意支撑物，慢慢将一条腿抬离地面并弯曲膝盖，保持这个姿势30秒，然后放松，随后重复另一侧。为增加难度，可嘱老年人用一只手抓支撑物或完全舍弃。

（4）弓步：确保正确站姿，可在侧方放一支撑物，现在将一只脚向前迈出，膝盖弯曲，同时缓慢降低重心，随后慢慢回到起始位置，重复另一侧。为增加难度，可去除支撑物，或站在软垫上完成。

（5）走钢丝：可以使用胶带线、地砖之间的线或任何能找到的直线来执行。确定目的地后，让老年人像走钢丝一样，将双臂向两侧伸出，开始慢慢走，注意始终保持双脚在线上。从脚跟走到脚趾，每一步前至少数五秒。为增加难度，可使用软垫或闭眼进行。

4. 将训练转移到日常生活中及其注意事项

如果老年人临床状况良好，从第一次治疗就应帮助老年人站起并开始站立位训练，同时使老年人在日常生活中有机会练习，如站立时单腿负重，左右、前后等重心转移。

三、注意事项

（1）随时指导老年人调整躯干和头部的位置。

（2）训练需由易到难，循序渐进。

（3）在整个训练过程中注意保护，预防跌倒。

【技能导入】

张爷爷，79岁，老伴因照顾孙子不在身边，独自一人居住在城里。既往有慢性阻塞性肺疾病病史。目前自觉气短，容易累。不能像以往流畅且顺利完成日常生活技能，行走时平衡能力下降，不能及时调整身体姿势易跌倒。

【技能分析】

一、主要健康问题

（1）平衡功能障碍：老年人活动较以前迟缓，感觉身体重心不稳。

（2）身体柔韧性降低：自觉身体僵硬，不能像以前自由活动。

（3）心肺功能障碍：轻微活动即感到累

二、制订照护方案

针对张爷爷的功能表现，为其制订个性化的训练方案。

三、主要训练目标

（1）增强肌肉力量：通过肌肉训练，可以提高老年人的肌肉力量和肌肉耐力，从而改善站立姿势的稳定性和平衡感。

（2）改善姿势控制：通过不同姿势下的平衡能力训练，增强老年人的身体感知和姿势控制能力，从而帮助他们更好地控制自己的身体。

（3）提高灵敏度：通过训练，老年人可以提高自己的神经系统反应速度，增强身体的感知能力，更好地应对不同的环境和身体状态。

（4）增强信心：训练可以帮助老年人逐渐适应站立的过程，增强他们对自身能力的信心，从而更好地控制自己的身体。

【技能实施】

一、操作流程

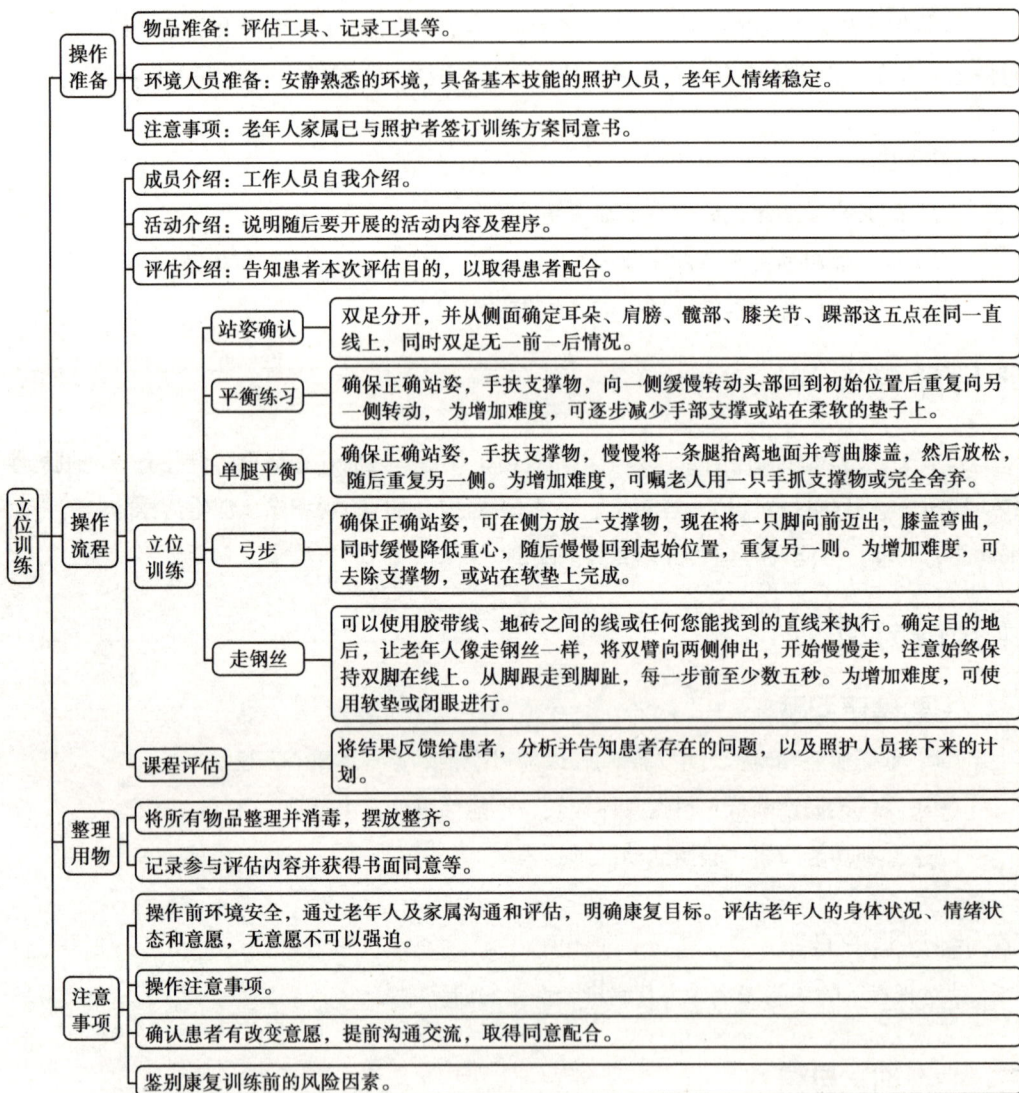

立位训练	操作准备	物品准备：评估工具、记录工具等。	
		环境人员准备：安静熟悉的环境，具备基本技能的照护人员，老年人情绪稳定。	
		注意事项：老年人家属已与照护者签订训练方案同意书。	
	操作流程	成员介绍：工作人员自我介绍。	
		活动介绍：说明随后要开展的活动内容及程序。	
		评估介绍：告知患者本次评估目的，以取得患者配合。	
		立位训练	站姿确认：双足分开，并从侧面确定耳朵、肩膀、髋部、膝关节、踝部这五点在同一直线上，同时双足无一前一后情况。
			平衡练习：确保正确站姿，手扶支撑物，向一侧缓慢转动头部回到初始位置后重复向另一侧转动，为增加难度，可逐步减少手部支撑或站在柔软的垫子上。
			单腿平衡：确保正确站姿，手扶支撑物，慢慢将一条腿抬离地面并弯曲膝盖，然后放松，随后重复另一侧。为增加难度，可嘱老人用一只手抓支撑物或完全舍弃。
			弓步：确保正确站姿，可在侧方放一支撑物，现在将一只脚向前迈出，膝盖弯曲，同时缓慢降低重心，随后慢慢回到起始位置，重复另一则。为增加难度，可去除支撑物，或站在软垫上完成。
			走钢丝：可以使用胶带线、地砖之间的线或任何您能找到的直线来执行。确定目的地后，让老年人像走钢丝一样，将双臂向两侧伸出，开始慢慢走，注意始终保持双脚在线上。从脚跟走到脚趾，每一步前至少数五秒。为增加难度，可使用软垫或闭眼进行。
		课程评估：将结果反馈给患者，分析并告知患者存在的问题，以及照护人员接下来的计划。	
	整理用物	将所有物品整理并消毒，摆放整齐。	
		记录参与评估内容并获得书面同意等。	
	注意事项	操作前环境安全，通过老年人及家属沟通和评估，明确康复目标。评估老年人的身体状况、情绪状态和意愿，无意愿不可以强迫。	
		操作注意事项。	
		确认患者有改变意愿，提前沟通交流，取得同意配合。	
		鉴别康复训练前的风险因素。	

二、操作注意事项

（1）操作前熟悉老年人的行为习惯，根据老年人的认知程度、兴趣爱好、职业特征等制订老年人的训练方案。

（2）操作前评估老年人身体情况、情绪状态和意愿，无意愿不可强迫。训练过程中，若老年人丧失兴趣，先中断，观察 2~3 分钟，如仍不配合可终止。

（3）若老年人脾气不好，提前设计交流沟通方式，以取得老年人配合。

（4）训练过程适当增加难度可刺激老年人的记忆力，但要避免因难度过大而引起的焦虑情绪。

【思考实践】

（1）训练中遇到积极性不高的老年人时，如何使其快速参与到训练中？

（2）在训练过程中，如何确定训练的强度是否达到训练要求，且不会过度训练？

【技能工单】

技能名称	立位训练	学时		培训对象	
学生姓名		联系电话		操作成绩	
操作设备		操作时间		操作地点	
技能目的	1. 掌握平衡、平衡反应、平衡训练的内涵。 2. 能对老年人开展平衡训练，促进身体功能。 3. 能够接纳老年人的不良情绪和异常行为。 4. 在训练和照护中，能耐心与老年人进行沟通和交流。 5. 与医护人员、社工等形成团队，在训练和照护中有良好的合作意识。				

技能实施	准备	1. 2. 3.
	操作流程	1. 2. 3. 4. 5. 6.
	整理用物	1. 2.
	注意事项	1. 2. 3. 4.

教师评价	

【活页笔记】

技能名称	立位训练	姓名		学号	
实践要求	结合任务实施流程，开展实践练习。对有立位训练需求的老年人进行立位康复训练，四人一组，两两组合，分别进行操作、记录和评价，然后交换角色实践练习。				
实践心得体会					
反思与改进					
教师评价					

技能 29
转移训练（JZ-29）

教学视频

【技能目标】

知识目标

（1）掌握转移训练的基本概念。

（2）理解转移训练的基本条件。

（3）熟悉多场景的转移方法。

能力目标

（1）能对老年人的转移能力进行评估。

（2）能掌握转移训练中的关键要点。

（3）能对不同转移对象实施个性化的转移训练。

（4）能在不同场景进行转移训练。

（5）能预判转移中的风险和处理应急事件。

素质目标

（1）能帮助老年人战胜转移中的心理障碍。

（2）能与失智老年人进行交流、沟通，使之理解和配合。

（3）能与家属、社工建立良好的合作关系。

【相关知识】

一、基本概念

转移：转移是指由一种状态转移至另一种状态，较常见的是由床上转移至轮椅上，方便移动，轮椅转移至坐便器进行如厕。

二、康复训练中的转移

康复训练中的转移是指将康复训练中所学习的技能和能力，应用到日常生活中实现各种行动和活动的过程。常见的转移包括由床上转移至轮椅上、由轮椅转移至坐便器、由地面转移至椅子上等，这些转移的训练可以帮助老年人提高日常生活的自理能力和生活质量。

康复训练中的转移需要综合考虑老年人的身体情况、康复目标、转移的操作步骤等因素。

（1）体位平衡：体位平衡是指在不同的姿势和移动中，身体维持平衡的能力。康复训练中的转移需要考虑老年人的体位平衡能力，选择适合老年人的转移方式和辅助器具，避免发生跌倒等意外。

（2）功能评估：功能评估是指评估老年人的各项生理和心理功能的能力，包括平衡能力、肌肉力量、协调性、感觉功能、认知功能等。在康复训练中，功能评估可以帮助康复治疗人员制订个性化的训练方案，促进老年人的康复效果。

（3）辅助器具：康复训练中的转移通常需要使用各种辅助器具，例如轮椅、平衡板、助行器等。康复治疗人员需要根据老年人的需要选择适合的辅助器具，并对老年人进行正确的使用方法和操作技巧训练。

（4）疼痛管理：许多老年人在康复训练中可能会出现疼痛，这会影响转移的效果和安全性。康复治疗人员需要评估老年人的疼痛状况，采用合适的疼痛管理方法，包括物理疗法、药物治疗等，以确保老年人在转移训练中的舒适度和安全性。

康复训练中的转移是一个复杂的过程，需要康复治疗人员、老年人及其家属、医护人员等多方合作，全方位地考虑老年人的康复需求和个性化因素，以达到最佳的康复效果和生活质量的提高。

三、注意事项

（1）转移之前需大致评估老年人自身的能力，评估转移需要的辅助程度。

（2）预判转移过程中的风险，如果发生跌倒，须尽快判断损伤程度，安排下一步处理事宜。

【技能导入】

冯奶奶，80岁，在养老机构居住，医院诊断为卒中后遗症恢复期，右侧肢体偏瘫。患病初期右侧肢体偏瘫，无法自主活动，无法独自坐立，经医院康复治疗后，好转出院。目前主要表现为辅助下能从床上翻身坐起，能独自坐立，但无法独自站立，无法独自完成转移，认知无障碍，能交流。

【技能分析】

一、主要健康问题

无法独自安全完成转移，转移中需要辅助或者看护。

二、制订照护方案

根据冯奶奶目前的情况和居家环境，设计适合她的床椅转移，椅椅转移，椅车转移方案。

三、主要训练目标

（1）提高平衡和稳定性：老年人的平衡感和身体稳定性通常会随着年龄的增长而下降，容易导致跌倒和骨折等意外。因此，康复转移训练旨在帮助老年人提高平衡感和稳定性，从而减少跌倒的风险。

（2）增强肌肉力量和耐力：老年人的肌肉力量和耐力也会随着年龄的增长而下降。转移训练通过定期的锻炼和训练，可以帮助老年人增强肌肉力量和耐力，从而提高其身体功能。

（3）提高日常生活技能：转移训练还可以帮助老年人提高日常生活技能，如站立、行走、爬楼梯、坐立、转身等，从而增强他们的独立生活能力和自理能力。

（4）减轻疼痛和不适：转移训练可以帮助老年人减轻疼痛和不适，如关节疼痛、肌肉疲劳等，从而提高他们的生活质量。

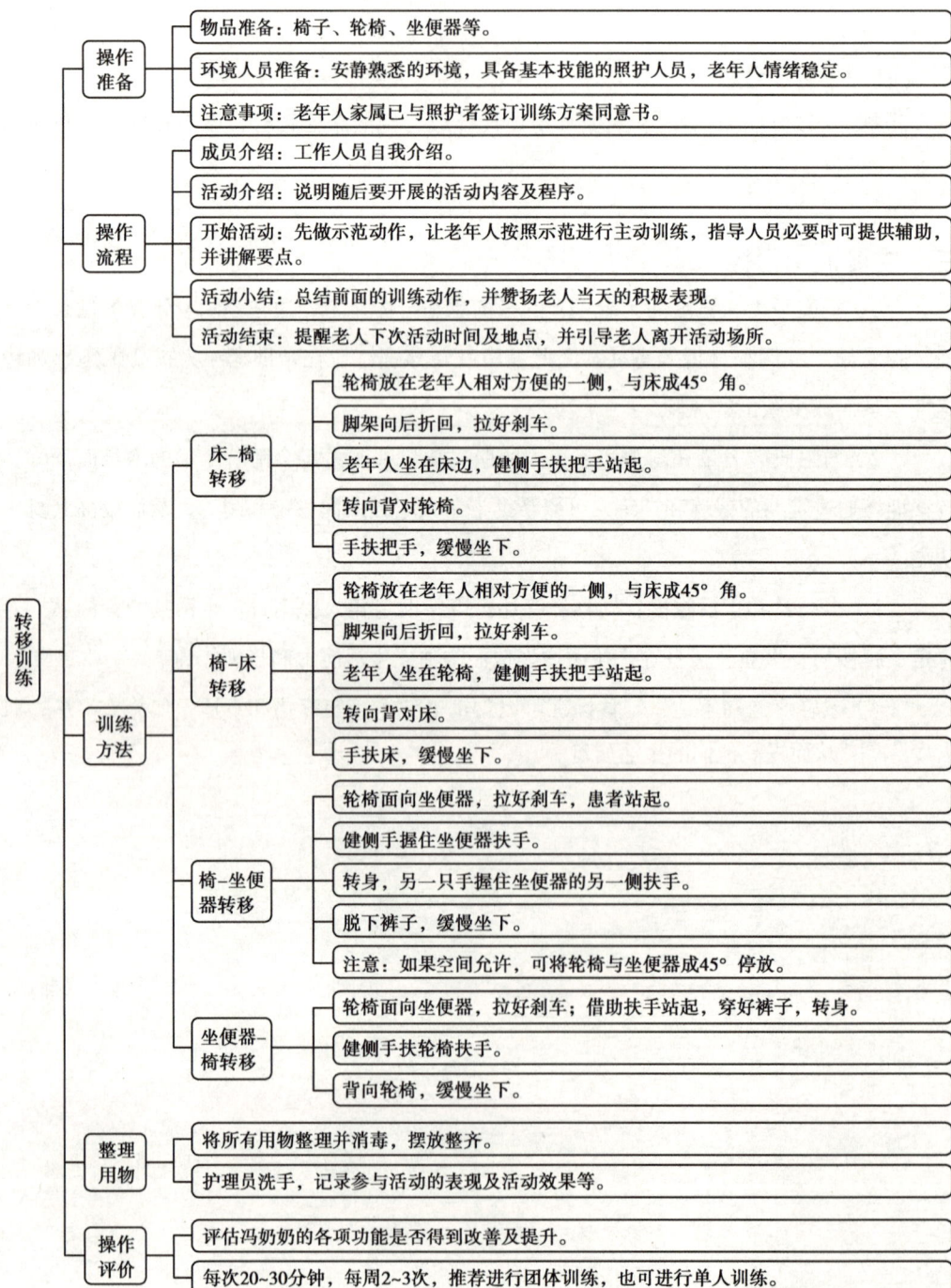

【技能实施】

一、操作流程

```
                    ┌─ 操作 ┬─ 物品准备：椅子、轮椅、坐便器等。
                    │ 准备 ├─ 环境人员准备：安静熟悉的环境，具备基本技能的照护人员，老年人情绪稳定。
                    │      └─ 注意事项：老年人家属已与照护者签订训练方案同意书。
                    │
                    │      ┌─ 成员介绍：工作人员自我介绍。
                    │      ├─ 活动介绍：说明随后要开展的活动内容及程序。
                    │ 操作 ├─ 开始活动：先做示范动作，让老年人按照示范进行主动训练，指导人员必要时可提供辅助，
                    │ 流程 │            并讲解要点。
                    │      ├─ 活动小结：总结前面的训练动作，并赞扬老人当天的积极表现。
                    │      └─ 活动结束：提醒老人下次活动时间及地点，并引导老人离开活动场所。
                    │
转移训练 ─┤
                    │              ┌─ 轮椅放在老年人相对方便的一侧，与床成45°角。
                    │      ┌─ 床-椅 ├─ 脚架向后折回，拉好刹车。
                    │      │ 转移  ├─ 老年人坐在床边，健侧手扶把手站起。
                    │      │       ├─ 转向背对轮椅。
                    │      │       └─ 手扶把手，缓慢坐下。
                    │      │
                    │      │       ┌─ 轮椅放在老年人相对方便的一侧，与床成45°角。
                    │      ├─ 椅-床 ├─ 脚架向后折回，拉好刹车。
                    │      │ 转移  ├─ 老年人坐在轮椅，健侧手扶把手站起。
                    │ 训练 │       ├─ 转向背对床。
                    │ 方法 │       └─ 手扶床，缓慢坐下。
                    ├──────┤
                    │      │         ┌─ 轮椅面向坐便器，拉好刹车，患者站起。
                    │      ├─ 椅-坐便 ├─ 健侧手握住坐便器扶手。
                    │      │ 器转移  ├─ 转身，另一只手握住坐便器的另一侧扶手。
                    │      │         ├─ 脱下裤子，缓慢坐下。
                    │      │         └─ 注意：如果空间允许，可将轮椅与坐便器成45°停放。
                    │      │
                    │      │          ┌─ 轮椅面向坐便器，拉好刹车；借助扶手站起，穿好裤子，转身。
                    │      └─ 坐便器- ├─ 健侧手扶轮椅扶手。
                    │         椅转移  └─ 背向轮椅，缓慢坐下。
                    │
                    ├─ 整理 ┬─ 将所有用物整理并消毒，摆放整齐。
                    │ 用物 └─ 护理员洗手，记录参与活动的表现及活动效果等。
                    │
                    └─ 操作 ┬─ 评估冯奶奶的各项功能是否得到改善及提升。
                       评价 └─ 每次20~30分钟，每周2~3次，推荐进行团体训练，也可进行单人训练。
```

二、操作注意事项

（1）注意转移中的风险，预防跌倒。

（2）在不同的场景中，学会调整转移的策略。

【实践思考】

（1）四种转移场景中分别存在哪些风险，如何避免？

（2）针对听力、理解障碍的老年人，如何进行转移训练？

【技能工单】

技能名称	转移训练	学时		培训对象	
学生姓名		联系电话		操作成绩	
操作设备		操作时间		操作地点	
技能目的	1. 能帮助老年人战胜转移中的心理障碍。 2. 能与失智老年人进行交流、沟通，使之理解和配合。 3. 能与家属、社工建立良好的合作关系。 4. 能对老年人的转移能力进行评估。 5. 能掌握转移训练中的关键要点。 6. 能预判转移中的风险和处理应急事件。				
技能实施	准备	1. 2. 3.			
	操作流程	1. 2. 3. 4. 5.			
	训练方法	1. 2. 3. 4.			
	整理用物	1. 2.			
	自我评价				
教师评价					

【活页笔记】

技能名称	转移训练	姓名		学号	
实践要求	结合任务实施流程，开展实践练习。四人一组分别进行四种转移训练，两两组合；完成后再交换角色并给予评价。				
实践心得体会					
反思与改进					
教师评价					

技能 30
上下楼梯训练（JZ-30）

【技能目标】

知识目标

（1）掌握上下楼梯训练的基本条件。

（2）学会评估环境和被训练人的能力条件。

能力目标

（1）能对环境进行风险评估。

（2）能对被训练人进行能力评估。

（3）能根据不同的环境，进行针对性的训练。

（4）能根据不同的训练对象，进行针对性的训练。

（5）能对训练中不良事件进行科学处置。

素质目标

（1）能帮助老年人战胜转移中的心理障碍。

（2）能与失智老年人进行交流、沟通，使之理解和配合。

（3）能与家属、社工建立良好的合作关系。

【相关知识】

一、基本概念

上下楼梯训练：上下楼梯训练是指在楼梯的环境下，对老年人进行训练，使之能安全地完成。对楼梯的高度、宽度、是否有扶手等进行评估，结合老年人的能力，设计合理的训练方式。

二、操作注意事项

（1）开始前评估。在开始训练前，康复治疗人员需要评估老年人的身体状况，以确定老年人是否适合进行上下楼梯训练。例如，老年人的肌肉力量和平衡感是否足够，是否有心肺方面的问题等。

（2）安全措施。进行上下楼梯训练时需要采取一些安全措施，如保持楼梯干燥、整洁，老年人应穿着舒适的鞋子并使用支持性好的手杖，以防止摔倒或其他意外伤害。

（3）训练强度。康复治疗人员需要根据老年人的身体状况和康复目标确定训练的强度和持续时间。一般来说，初始阶段训练应该比较轻松，随着老年人身体状况的改善，可以逐渐增加训练强度和持续时间。

（4）注意平衡。老年人在上下楼梯训练时需要注意平衡感。康复治疗人员可能会提供一些平衡训练技巧，如在手杖的支持下踏上楼梯，逐步提高难度。

（5）阶段性评估。在训练过程中，康复治疗人员需要定期评估老年人的康复进展情况，并相应地调整训练计划。

（6）呼吸控制。在上下楼梯时，老年人需要注意呼吸控制。康复治疗人员可以提供一些呼吸技巧，如在上行时吸气，在下行时呼气。

上下楼梯训练是一种有效的康复训练方式，可以帮助老年人提高心肺功能、平衡感和肌肉力量，但在进行训练前应评估老年人的身体状况，采取安全措施，并根据老年人的康复进展情况随时调整。

【技能导入】

冯奶奶，80岁，在养老机构居住，医院诊断为卒中后遗症恢复期，右侧肢体偏瘫。患病初期右侧肢体偏瘫，无法自主活动，无法独自坐立，经医院康复治疗后，好转出院。目前主要表现为能独立平地步行，无法独立完成上下楼梯，认知无障碍，能交流。

【技能分析】

一、主要健康问题

可独立步行，但无法完成上下楼梯，居家环境存在楼梯，故需要进行训练。

二、制订照护方案

根据冯奶奶的身体情况，结合楼梯的高度、扶手高度等，制订合理的上下楼梯训练方案。

三、主要训练目标

（1）教会老年人完成独立上下楼梯或者借助扶手完成上下楼梯活动。

（2）提高下肢肌肉力量和耐力：在上下楼梯的过程中，需要使用下肢肌肉来支撑身体，因此训练可以帮助老年人提高下肢肌肉力量和耐力，以便更好地完成上下楼梯的动作。

（3）提高平衡和稳定性：上下楼梯需要老年人具备较好的平衡性和稳定性，以避免跌倒受伤。因此，可以通过老年人在不同高度的楼梯上行走的能力训练，提高他们的平衡性和稳定性。

（4）提高心肺功能：上下楼梯是一项相对剧烈的运动，需要老年人具备一定的心肺功能，以保证身体能够承受运动的负荷。可以适当增加老年人的运动强度和持续时间，提高他们的心肺功能。

（5）增强日常生活活动能力：上下楼梯是日常生活中的常见活动，训练可以帮助老年人更好地掌握上下楼梯的技巧和能力，从而提高他们的日常生活能力和独立性。

【技能实施】

一、操作流程

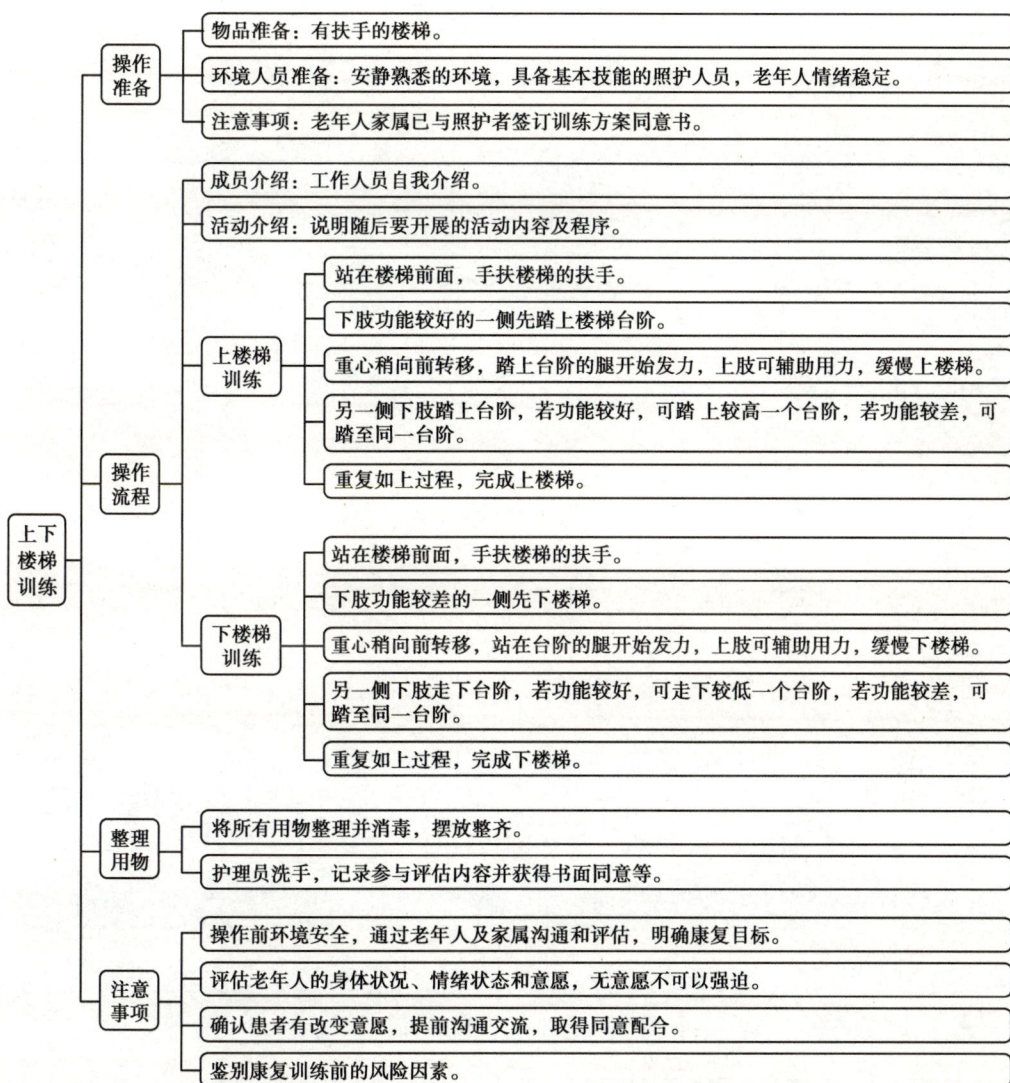

二、操作注意事项

（1）上下楼梯训练之前需大致评估老年人自身的能力，评估需要辅助的程度。

（2）预判上下楼梯过程中的风险，如果发生跌倒，需尽快判断损伤程度，安排下一步处理事宜。

【实践思考】

（1）老年人上下楼梯训练中存在哪些风险，如何避免？

（2）针对听力、理解障碍的老年人，如何进行上下楼梯训练？

【技能工单】

技能名称	上下楼梯训练	学时		培训对象	
学生姓名		联系电话		操作成绩	
操作设备		操作时间		操作地点	
技能目的	1.能帮助老年人战胜转移中的心理障碍。 2.能与失智老年人进行交流、沟通,使之理解和配合。 3.能与家属、社工建立良好的合作关系。 4.能对环境进行风险评估。 5.能对被训练人进行能力评估。 6.能根据不同的环境,进行针对性的训练。 7.能对训练中的不良事件进行科学处置				
技能实施	操作准备	1. 2. 3.			
	操作流程	1. 2. 3. 4.			
	整理用物	1. 2.			
	注意事项	1. 2. 3. 4.			
教师评价					

【活页笔记】

技能名称	上下楼梯训练	姓名		学号	
实践要求	结合任务实施流程，开展实践练习。四人一组分别进行上下楼梯训练，两两组合；完成后再交换角色并给予评价。				
实践心得体会					
反思与改进					
教师评价					

技能 31
被动全身运动（JZ-31）

【技能目标】

知识目标

（1）理解体表标志与关节运动的内涵。

（2）掌握被动运动训练技能。

（3）熟悉中国传统运动疗法等非药物干预方法。

能力目标

（1）能运用陪伴方式安抚老年人的不良情绪。

（2）能对老年人开展各关节的被动活动能力训练，维持肢体运动功能。

（3）能选择合适的声调，带领老年人进行活动。

（4）能识别老年人的不适，渐进地进行活动。

（5）能引导老年人完成简单活动，维持日常基本生活能力。

素质目标

（1）能够接纳老年人的不良情绪和异常行为。

（2）在训练和照护中，能与失智老年人进行沟通和交流。

（3）与医护人员、社工等形成团队，在训练和照护中有良好的合作意识。

【相关知识】

一、基本概念

（1）被动运动：被动运动是指运动时老年人完全不用力，依靠外力的帮助来完成整个运动的过程。适用于各种原因引起的肢体功能障碍，同时可缓解肌肉痉挛，恢复和维持关节的活动度。

（2）关节活动度：关节活动度指关节正常活动的范围。适用于各种原因引起的肢体关节受限，恢复和维持关节的活动度。

二、常用方法

1. 徒手被动训练

由康复人员或照护者对不能进行主动性关节活动度的老年人进行操作。

（1）上肢被动运动：肩关节、肘关节和腕关节依次进行各个方向的运动。

①肩关节的屈伸训练。

老年人坐在一张椅子上，将手臂自然放在身体两侧。

康复人员会握住老年人的手腕，适当用力，以帮助进行肩关节的屈伸训练。

将手臂从身体两侧向前抬起，直到肩膀有轻微的拉伸感觉。然后再慢慢将手臂放回身体两侧。

将手臂向侧面抬起，直到肩膀有轻微的拉伸感觉。然后再慢慢将手臂放回身体两侧。注意完成该动作时，将手心面向老年人，否则可能引起肩部不适。

将手臂向后伸展，直到肩膀有轻微的拉伸感觉。然后再慢慢将手臂放回身体两侧。

根据老年人的具体情况，调整屈伸训练的力度和速度，以确保老年人不会感到疼痛或不适。

重复进行肩关节的屈伸训练 10 次，然后休息 1 分钟。可以进行 3 组。

②肩关节的内收、外展训练。

初始姿势：坐在椅子上或躺在床上，老年人将肩膀放松并伸直手臂，以便康复人员可以更容易地进行操作。

肩部外展：康复人员抓住老年人的手腕或前臂，并向外拉动老年人的手臂，直到肩部肌肉被拉伸，保持这个姿势 5 秒钟，然后慢慢放松。

肩部内收：抓住老年人的手腕或前臂，并向内拉动老年人的手臂，直到肩部肌肉被拉伸，保持这个姿势 5 秒钟，然后慢慢放松。

重复：重复以上动作，每个方向进行 10 次，可以逐渐增加重复次数和强度。

在被动进行肩关节的内收、外展训练时，老年人应该注意放松肩部肌肉，避免用力过度，以免造成肌肉拉伤和其他损伤。

③肘关节的屈伸训练。

初始姿势：坐在椅子上或躺在床上，老年人将手臂自然垂放在身体两侧。

肘关节屈曲：康复人员抓住老年人的手腕或前臂，并将手臂向肩部方向弯曲，直到感觉到肘部肌肉被拉伸，保持这个姿势 5 秒钟，然后慢慢放松。

肘关节伸展：康复人员抓住老年人的手腕或前臂，并将手臂向下拉伸，直到感觉到肘部肌肉被拉伸，保持这个姿势 5 秒钟，然后慢慢放松。

重复：重复以上动作，每个方向进行 10 次，可以逐渐增加重复次数和强度。

④前臂旋转训练。

老年人坐在一张椅子上或躺在床上，将手臂自然放在身体两侧。

康复人员握住老年人的手腕，用适当的力量帮助其进行前臂旋转训练。

慢慢将老年人手臂旋转，使手掌从向下转到向上，并保持 5 秒钟。然后再慢慢将手臂旋转，使手掌从向上转到向下，并保持 5 秒钟。

根据老年人的具体情况，调整旋转的力度和速度，以确保老年人不会感到疼痛或不适。

重复进行前臂旋转训练 10 次，然后休息 1 分钟。可以进行 3 组。

⑤腕关节的屈伸训练。

初始姿势可以选择坐在椅子上或躺在床上，老年人将肩膀放松并伸直手臂，以便康复人员可以更容易地进行操作。

康复人员抓住老年人的手腕或前臂，适当用力，以帮助老年人进行腕关节的屈伸训练。

进行腕关节的屈伸训练。屈腕：康复人员将手掌朝下，然后将手腕向内弯曲，直到老年人感到轻微的拉伸感。保持这个姿势 5 秒钟，然后慢慢放松。伸腕：康复人员将手掌朝上，然后将手腕向外弯曲，直到老年人感到轻微的拉伸感。保持这个姿势 5 秒钟，然后慢慢放松。

进行腕关节的外展训练。外展：康复人员抓住老年人的手腕或前臂，并向外拉动老年人的手臂，直到腕关节肌肉被拉伸，保持这个姿势 5 秒钟，然后慢慢放松。

进行腕关节的内收训练。内收：康复人员抓住老年人的手腕或前臂，并向内拉动老年人的手臂，直到腕关节肌肉被拉伸，保持这个姿势 5 秒钟，然后慢慢放松。

重复以上动作，每个方向进行 10 次，可以逐渐增加重复次数和强度。

⑥指关节的屈伸训练。

初始姿势为坐在椅子上或躺在床上，老年人将手臂放在床边或椅子扶手上，以便康复人员可以更容易地进行操作。

伸展：抓住老年人的手指并向上轻轻拉伸，使手指尽可能地伸展，保持这个姿势 5 秒钟，然后慢慢放松。

弯曲：抓住老年人的手指并向下轻轻弯曲，使手指尽可能地弯曲，保持这个姿势 5 秒钟，然后慢慢放松。

侧弯：抓住老年人的手指并向左或向右侧轻轻弯曲，使手指尽可能地侧弯，保持这个姿势 5 秒钟，然后慢慢放松。

旋转：抓住老年人的手指并轻轻旋转手腕，使手指尽可能地旋转，保持这个姿势 5 秒钟，然后慢慢放松。

重复：重复以上动作，每个方向进行 10 次，可以逐渐增加重复次数和强度。

（2）下肢被动运动：髋关节、膝关节和踝关节依次进行各个方向的运动。

①髋关节的屈伸训练。

初始姿势：老年人平躺在床上，双腿伸直。康复人员站在床边。

屈曲训练：康复人员将一只手放在老年人的髋部，另一只手握住老年人的脚踝，将脚向臀部方向拉伸，直到老年人感到髋关节伸展的紧张感，保持这个姿势5秒钟，然后慢慢放松。

伸展训练：康复人员将一只手放在老年人的膝盖后面，另一只手握住老年人的脚踝，将脚向下方方向拉伸，直到老年人感到髋关节屈曲的紧张感，保持这个姿势5秒钟，然后慢慢放松。如平躺感觉操作困难，可侧卧位进行，但需要稳定其身体，在操作过程中不发生移动。

重复：重复以上动作，每个方向进行10次，可以逐渐增加重复次数和强度。

②髋关节的内收、外展训练。

髋关节外展：康复人员站在老年人的侧面，抓住老年人的膝盖和脚踝，同时将整个下肢向操作者靠近，直到髋关节肌肉被拉伸，保持这个姿势5秒钟，然后慢慢放松。

髋关节内收：康复人员站在老年人需要操作侧的对面，抓住老年人的膝盖和脚踝，同时将整个下肢向操作者靠近，直到髋关节肌肉被拉伸，保持这个姿势5秒钟，然后慢慢放松。

重复：重复以上动作，每个方向进行10次，可以逐渐增加重复次数和强度。

需要注意的是，在进行这些动作时，提醒老年人应保持身体放松，尽量不要用力抗拒康复人员的操作，以免引起意外伤害。如果老年人感觉疼痛或不适，应立即停止训练。

③膝关节的屈伸训练。

初始姿势：老年人坐在椅子上或躺在床上，将双脚放平。康复人员站在老年人身旁并抓住老年人的小腿，以便可以更容易地进行操作。

膝关节屈曲：康复人员抓住老年人的小腿，并将膝盖向胸部方向拉伸，保持这个姿势5秒钟，然后慢慢放松。

膝关节伸展：康复人员抓住老年人的小腿，并将膝盖向下拉伸，使小腿与地面平行，保持这个姿势5秒钟，然后慢慢放松。

重复：重复以上动作，每个方向进行10次，可以逐渐增加重复次数和强度。

④踝关节的屈伸训练。

初始姿势：坐在椅子上或躺在床上，保持双腿舒适伸直，将脚悬在床上或地面上。

康复人员抓住老年人的脚后跟或脚趾，并向上拉动老年人的脚，直到踝关节被拉伸，保持这个姿势5秒钟，然后慢慢放松。

康复人员抓住老年人的脚后跟或脚趾，并向下推老年人的脚，直到踝关节被拉伸，保持这个姿势5秒钟，然后慢慢放松。

重复：重复以上动作，每个方向进行 10 次，可以逐渐增加重复次数和强度。

注意：在坐位时进行操作，踝关节屈曲角度会变小，属于正常现象。

⑤踝关节的内外翻训练。

初始姿势为坐在椅子上或躺在床上，老年人将肩膀放松并伸直手臂，以便康复人员可以更容易地进行操作。

踝关节内翻训练：抓住老年人的脚踝，向内翻动老年人的脚，直到踝关节肌肉被拉伸，保持这个姿势 5 秒钟，然后慢慢放松。重复动作 10 次。

踝关节外翻训练：抓住老年人的脚踝，向外翻动老年人的脚，直到踝关节肌肉被拉伸，保持这个姿势 5 秒钟，然后慢慢放松。重复动作 10 次。

2. 器械被动训练

利用特殊的设备对选定关节进行的被动活动。主要类型包括：

①训练用垫、肋木、姿势矫正镜、平行杠、楔形板等，用于站立训练、平衡训练、姿势训练等。

②轮椅、训练用棍、沙袋和哑铃、墙壁拉力器、肌力训练设备等，用于增强肌肉力量和耐力。

③前臂旋转训练器、滑轮吊环、电动起立床、功率车等，用于提高关节活动度和协调性。

④治疗床（含网架）、连续性关节被动训练器（CPM）、训练用阶梯、训练用球等，用于恢复关节功能和灵活性。

⑤踏步器、助行器、平衡训练设备等，用于改善步态和行走能力。

⑥运动控制能力训练设备、功能性电刺激设备等，用于促进神经系统的修复和重建。

三、注意事项

（1）训练时需要控制因被照护老年人失败而产生的焦虑情绪。

（2）家居环境调整前，应充分与老年人沟通，了解其生活习惯。

【技能导入】

张爷爷，78 岁，在养老机构居住，医院诊断为左髋股骨颈骨折 3 月余、严重骨质疏松。目前卧床，左侧下肢无法抬离床面，但有肌肉收缩。无法坐位与站立。

【技能分析】

一、主要健康问题

（1）左侧下肢功能障碍：左侧下肢无法抬离床面，但有肌肉收缩。

（2）异常行为：卧床，由左侧下肢功能障碍导致。

二、制订照护方案

针对张爷爷表现，为其制订个性化的全身训练方案，如膝关节、踝关节的运动训练等。

三、主要训练目标

（1）保持和增加关节的灵活度：被动运动训练可以帮助老年人保持和增加膝关节和踝关节的灵活度，避免关节僵硬和功能障碍。

（2）改善关节的活动范围：被动运动训练可以逐渐扩大关节的活动范围，使老年人能够更自如地进行日常活动，提高生活质量。

（3）预防和改善关节疼痛：被动运动训练可以通过促进关节的血液循环，缓解关节疼痛，帮助老年人预防和改善与膝关节、踝关节相关的疼痛和疾病。

（4）增强肌肉力量和稳定性：被动运动训练可以帮助老年人增强与膝关节和踝关节相关的肌肉力量和稳定性，提高关节的稳定性，减少受伤风险。

（5）促进神经肌肉系统的功能恢复：被动运动训练可以帮助老年人恢复神经肌肉系统的功能，提高肌肉协调性和反应能力，预防和改善关节疾病。

【技能实施】

一、操作流程

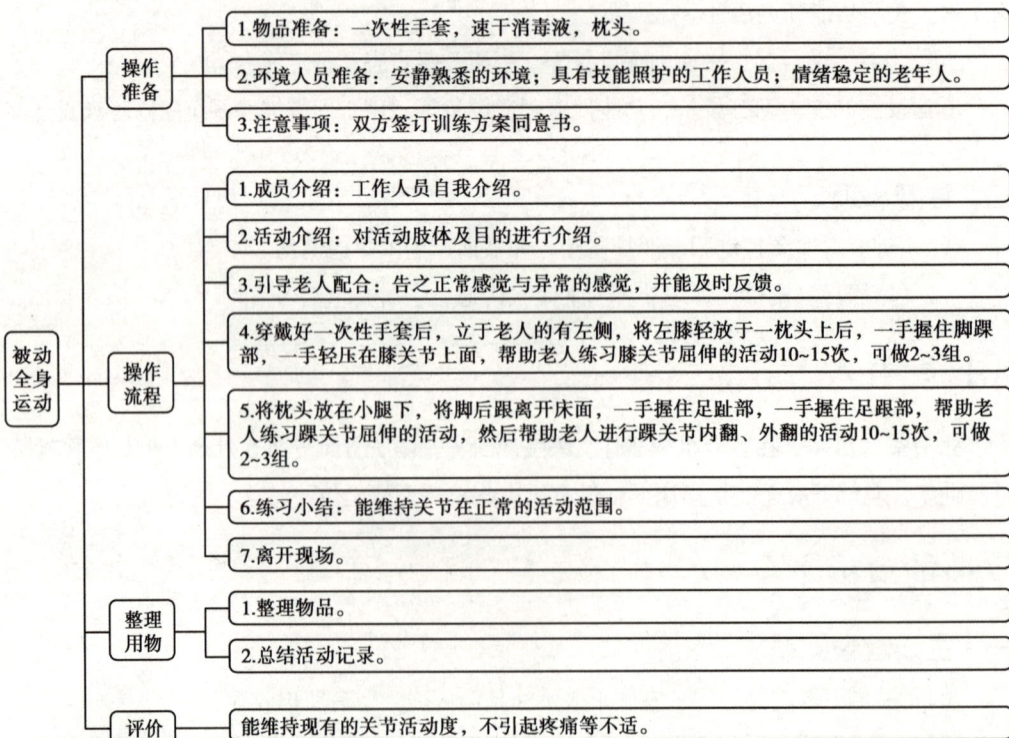

被动全身运动

操作准备
- 1.物品准备：一次性手套，速干消毒液，枕头。
- 2.环境人员准备：安静熟悉的环境；具有技能照护的工作人员；情绪稳定的老年人。
- 3.注意事项：双方签订训练方案同意书。

操作流程
- 1.成员介绍：工作人员自我介绍。
- 2.活动介绍：对活动肢体及目的进行介绍。
- 3.引导老人配合：告之正常感觉与异常的感觉，并能及时反馈。
- 4.穿戴好一次性手套后，立于老人的有左侧，将左膝轻放于一枕头上后，一手握住脚踝部，一手轻压在膝关节上面，帮助老人练习膝关节屈伸的活动10~15次，可做2~3组。
- 5.将枕头放在小腿下，将脚后跟离开床面，一手握住足趾部，一手握住足跟部，帮助老人练习踝关节屈伸的活动，然后帮助老人进行踝关节内翻、外翻的活动10~15次，可做2~3组。
- 6.练习小结：能维持关节在正常的活动范围。
- 7.离开现场。

整理用物
- 1.整理物品。
- 2.总结活动记录。

评价
- 能维持现有的关节活动度，不引起疼痛等不适。

二、操作注意事项

（1）操作前熟悉老年人的行为习惯，根据老年人的情况制订个性化的训练方案。

（2）操作前评估老年人身体情况、情绪状态和意愿，无意愿不可强迫。训练过程中，若老年人出现其他不良反应或疼痛，先中断，观察 2~3 分钟，如仍不配合可终止。

（3）单独训练，15~20 分钟，每周 4~5 次。

（4）若老年人脾气不好，提前设计交流沟通方式，以取得老年人配合。

【实践思考】

（1）面对脾气不好、不予配合的老年人，应当如何处理？

（2）在对老年人进行被动训练时，照护者应如何更好地实施人文关怀？

【技能工单】

技能名称	被动全身运动	学时		培训对象	
学生姓名		联系电话		操作成绩	
操作设备		操作时间		操作地点	

技能目的	1. 掌握被动训练的内涵。 2. 能对老年人开展膝关节的被动训练, 维持现有功能。 3. 能够接纳老年人的不良情绪和异常行为。 4. 能与老年人进行沟通和交流。 5. 能与医护、社工人员形成良好的合作。	
技能实施	操作准备	1. 2. 3.
	操作流程	1. 2. 3. 4. 5. 6. 7.
	整理用物	1. 2.
	自我评价	
教师评价		

【活页笔记】

技能名称	被动全身运动	姓名		学号	
实践要求	结合任务实施流程，开展实践练习。四人一组分别进行四种被动全身运动的相关康复训练，两两组合；完成后再交换角色并给予评价。				
实践心得体会					
反思与改进					
教师评价					

技能 32
主动全身运动（JZ-32）

【技能目标】

知识目标

（1）理解主动运动的内涵。

（2）掌握中国传统运动、医疗体操等非药物干预的方法。

能力目标

（1）能运用聆听、陪伴等方式安抚老年人的不良情绪。

（2）能对老年人开展中国传统运动、医疗体操等全身运动训练。

（3）能选择合适的运动方式带领老年人进行全身运动。

（4）能对老年人使用鼓励训练，维持其运动能力。

（5）能组织老年人开展兴趣小组训练，按照指令完成动作等方法，维持判断力。

（6）能引导老年人完成简单活动，维持日常基本生活能力。

素质目标

（1）能够接纳失智老年人的不良情绪和异常行为。

（2）在训练和照护中，能与失智老年人进行沟通和交流。

（3）与医护人员、社工等形成团队，在训练和照护中有良好的合作意识。

【相关知识】

一、基本概念

（1）主动运动：主动运动是整个运动过程中，无外力参与，全部由老年人自己完成。

（2）中国传统运动疗法：传统运动疗法能活动躯体四肢以炼形，锻炼呼吸以炼气并以意导气，气率血行，从而使周身气血得以正常运行，起到强身健体的作用。康复医疗中常用的传统运动疗法有五禽戏、八段锦、太极拳等。

（3）医疗体操：医疗体操是指通过对个体的情况进行综合评估后，开展个性化的运动处方的运动方式。

二、常用方法

1.中国传统运动疗法

（1）八段锦：八段锦是一种传统的健身功法，也被称为"八宝禅"，具有悠久的历史和深厚的文化底蕴。八段锦的具体内容如下：

第一段：两手托天理三焦，这一段锦主要是通过伸展手臂、上提膝盖等动作，调理三焦经脉，以达到增强体质的效果。

第二段：左右开弓似射雕，这一段锦主要是通过模仿开弓射箭的动作，增强腰腹部的柔韧性和脊柱的灵活性。

第三段：调理膀胱通四神，这一段锦主要是通过伸展手臂，向后掰腰等动作，调理膀胱经脉，以达到改善腰部疼痛、腿部无力等症状的效果。

第四段：左右擦拳洗面前，这一段锦主要是通过左右擦拳洗脸的动作，调理手太阴肺经和手阳明大肠经，以达到增强呼吸系统和消化系统的效果。

第五段：缓急相间增气力，这一段锦主要是通过缓慢、有节奏的动作，调理心肺功能，以达到增强体力、耐力的效果。

第六段：上下虚实发劲力，这一段锦主要是通过练习上下虚实的转换，增强腿部力量，提高身体的稳定性和协调性。

第七段：左右分步贯虚实，这一段锦主要是通过左右分步，模拟走路、踏步的动作，调理脾胃经脉，以达到增强消化系统功能的效果。

第八段：左右盘旋转身体，这一段锦主要是通过盘旋转身的动作，调理肝胆经脉，以达到缓解肩颈疼痛、改善睡眠质量的效果。

（2）五禽戏：五禽戏是一种古老的健身功法，被认为是由东汉时期的华佗所创。五禽戏是通过模仿鸟、兽的动作，锻炼身体、增强体魄、治疗疾病的一种传统健身方法。

五禽戏共有五个动作，分别是虎跑、鹿奔、熊踢、猴啃、鹰扑。每个动作都有自己的独特特点和锻炼重点，虎跑注重腰腿力量和心肺功能，鹿奔注重脊柱和肩部的柔韧性，熊踢注重手臂和背部的力量，猴啃注重腰部柔韧性和平衡能力，鹰扑则注重眼睛和呼吸的训练。

五禽戏的练习需要配合正确的呼吸方法，每个动作需要反复练习，慢慢加强肌肉力量和灵活性。五禽戏不仅可以锻炼身体，还可以缓解压力、增强免疫力、改善睡眠等，是一种非常适合现代人的健身方式。

2.医疗体操

（1）呼吸练习法。

深呼吸训练：深呼吸是增加肺活量和改善呼吸方式的有效方法。练习时，坐直或仰卧，呼气后用鼻子吸气，使腹部和胸部膨胀。然后缓慢呼气，并注意放松身体。

呼气训练：呼气训练有助于提高呼气肌肉的力量和持久性。练习时，坐直或仰卧，嘴唇微张呼气，缩小呼吸管道，并坚持呼气的时间。逐渐增加呼气的时间和重复次数。

腹式呼吸：腹式呼吸有助于放松身体和增加氧气的摄入量。练习时，坐直或仰卧，用鼻子深吸气，然后放松腹部。逐渐加深呼吸，让呼吸变得更加自然。

慢速呼吸：慢速呼吸可以帮助放松身体和减轻焦虑。练习时，坐直或仰卧，用鼻子吸气，然后缓慢呼气。逐渐延长呼吸的时间，让呼吸变得更加深入和自然。

呼吸与伸展：这种练习将呼吸和伸展结合在一起，可以帮助放松身体和增加柔韧性。练习时，坐直或站立，吸气时慢慢抬起手臂，呼气时慢慢放下手臂。逐渐延长呼吸和伸展的时间，让身体感到更加轻松。

（2）肩周炎操。

肩关节旋转操：两手平伸，手掌朝下，慢慢将手臂向后转动，直到手掌朝上。保持该姿势数秒，然后慢慢转回原位。

肩部卷曲操：双手置于肩膀上，肘部向外侧伸展，慢慢将肩部卷曲向前方，保持数秒钟，然后缓慢恢复到初始位置。

肩关节挤压操：将一只手臂的手肘弯曲，手掌放在另一只手臂的肩部，用手臂的肌肉将手掌向下挤压数秒钟，然后缓慢恢复到初始位置。然后换另一只手臂进行练习。

扩胸操：双手抱住腰部，慢慢将手臂向后伸展，肩胛骨向内收，感受胸廓的扩张，然后慢慢恢复到初始位置。

俯身操：双手伸直向前，然后向下俯身，尽可能放松肩部，感受肩胛骨和上背部的拉伸。保持该姿势数秒钟，然后缓慢恢复到初始位置。

这些肩周炎操可以在医疗机构或康复中心的指导下进行练习，以帮助老年人缓解肩部疼痛和改善肩关节的运动功能。但需要注意的是，在练习过程中应该根据老年人的实际情况和康复人员的建议进行适当调整。

（3）核心稳定性训练。

核心稳定性训练是一种非常重要的训练方式，对老年人的康复非常有益。核心稳定性是指身体中心的肌肉群，包括腰背肌群、髋部肌群、腹肌和下背肌等。这些肌肉群的强度和耐力决定了身体的稳定性，而核心稳定性训练就是通过针对这些肌肉群的训练来提高身体的稳定性。

腹肌收缩：仰卧在地面上，双手放于身体两侧，慢慢地将膝盖屈曲，使双脚放在地面上。然后用腹肌力量将上半身慢慢提起，直到肩膀离开地面，保持该姿势几秒钟，然后慢慢放下。

跪姿手臂支撑：双膝跪地，双手放在肩膀下方，慢慢用手臂的力量将身体向上提起，保持该姿势几秒钟，然后缓慢放下。

坐姿反向飞鸟：坐在凳子上，手臂伸直，手掌向下放在膝盖上方。慢慢将手臂向后伸展，感受肩胛骨的向内旋转。然后慢慢恢复到初始位置。

压腿卷腹：坐在地面上，膝盖弯曲，双脚平放在地面上。然后将双手伸直向前，同时将身体向后倾斜，直到身体与地面成45°角。然后慢慢将膝盖向胸部收缩，同时将手臂向膝盖方向移动，感受腹肌的收缩。保持该姿势几秒钟，然后慢慢恢复到初始位置。

这些练习可以帮助老年人提高核心稳定性和平衡能力，预防和缓解腰背疼痛，同时增强身体的柔韧性和肌肉耐力。

3. 环境调整

调整环境是指通过调整老年人的居住环境来帮助老年人进行运动。包括以下几种方法。

增加便捷的步行空间：在老年人居住的房屋内或周围增加步行空间，以便老年人可以进行轻松的散步。在房屋内移除不必要的障碍物，例如垃圾桶、地毯、家具等。

安装扶手和防滑装置：在老年人居住的房屋内安装扶手和防滑装置，例如在浴室内安装扶手、在楼梯上安装防滑条等，以提供老年人进行日常运动时的安全支持。

提供易于使用的健身器材：如果老年人已经有了一定的运动能力，可以在老年人居住的房屋内提供一些易于使用的健身器材，例如跑步机、静态自行车、哑铃等。

增加户外活动空间：老年人需要充足的户外活动空间来进行锻炼，可以在老年人居住的房屋周围增加一些户外活动空间，例如花园、露台等。

提供社交支持：社交支持可以激励老年人进行运动，例如组织一些户外活动或加入社交俱乐部。

定期检查老年人的居住环境：定期检查老年人的居住环境是否需要进一步调整或改进，以确保老年人的居住环境始终是安全和舒适的。

三、注意事项

（1）训练时需要控制被照护老年人因急于求成而产生的焦虑情绪。

（2）环境调整前，应充分与老年人沟通，了解其生活习惯。

【技能导入】

郑奶奶，68 岁，在养老机构居住，医院诊断为老年退行性改变。郑奶奶能平地步行 1 公里，大部分生活能够自理。中度骨质疏松，远视，容易跌倒。目前任务是维持现有的机体能力，保持一定程度的运动量。

【技能分析】

一、主要健康问题

郑奶奶主要的健康问题包括老年退行性改变、中度骨质疏松、远视以及跌倒的风险。这些问题可能对她的日常生活和身体机能产生影响，因此需要采取适当的康复措施来维持她的机体能力和运动能力。

针对郑奶奶的情况，康复方面的主要任务是维持郑奶奶现有的机体能力，促进她的日常生活自理能力，并减轻与老年退行性改变相关的症状和疼痛。可以通过进行适当的康复运动、定期进行康复评估、改变饮食习惯等方式实现。因此，郑奶奶目前的康复方案之一是进行主动全身运动。

二、制订照护方案

针对郑奶奶的表现，为其制订个性化的训练方案，如八段锦等。

三、主要训练目标

（1）促进气血流通：八段锦、五禽戏等中国传统运动有利于老年人身体各部位的气血流通，可以增强身体各器官的功能。

（2）改善身体柔韧性：这些运动通过舒展和伸展身体各部位的肌肉和关节，可以增加身体的柔韧性，使老年人的关节和肌肉不易僵硬，减少受伤风险。

（3）提高心肺功能：这些运动以缓慢、舒适的节奏进行，使老年人的心肺功能得到锻炼，增强身体耐力。

（4）增强身体平衡性：这些运动使老年人的身体平衡性得到锻炼，可以减少老年人跌倒的风险。

【技能实施】

一、操作流程

主动全身运动

操作准备
- 1.物品准备：宽松的装束。
- 2.环境人员准备：安静、熟悉、宽阔的环境；具有照护技能的工作人员；情绪稳定的老年人。
- 3.注意事项：双方签订训练方案同意书。

操作流程
- 1.成员介绍：工作人员自我介绍。
- 2.活动介绍：对活动内容与程序进行介绍。
- 3.带领老年进行八段锦的练习。
- 4.活动小结：回顾今日的活动，肯定和表扬老年人的积极参与和表现。
- 5.离开现场：提醒老人下次活动的时间，并引导老人离开活动现场。

整理用物
- 1.整理物品。
- 2.护理人员清理现场，并总结活动记录。

评价
- 郑奶奶能独立跟练流程的80%，照护人员可监督其安全，防止跌倒。

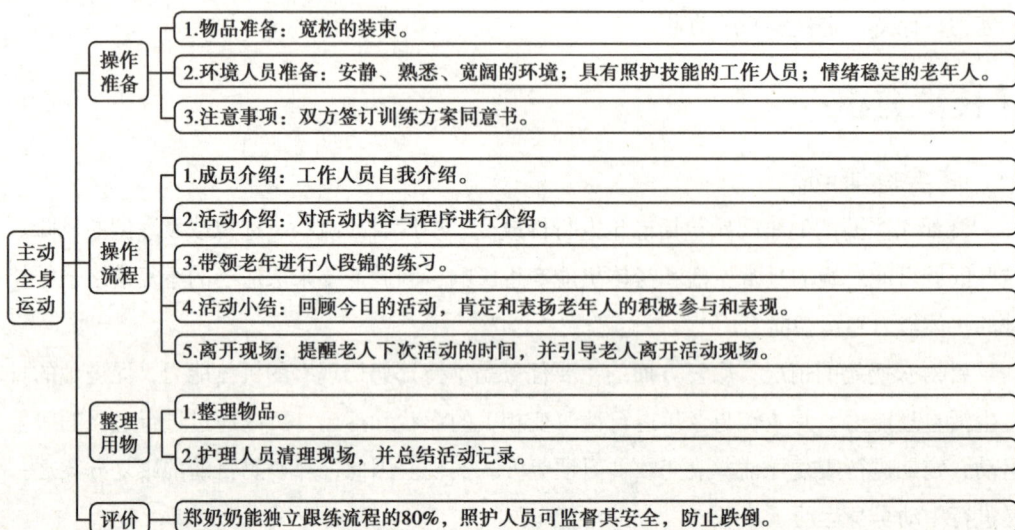

二、操作注意事项

（1）操作前熟悉老年人的行为习惯，根据老年人的认知程度、兴趣爱好、职业特征等制订老年人的训练方案。

（2）操作前评估老年人的身体情况、情绪状态和意愿，无意愿不可强迫。训练过程中，若老年人丧失兴趣，先中断，观察 2~3 分钟，如仍不配合可终止。

（3）若老年人脾气不好，提前设计交流沟通方式，以取得老年人配合。

（4）训练过程适当增加难度可刺激老年人的能力，但要避免因难度过大而引起焦虑情绪。

（5）可单独训练，也可团体训练，30~40 分钟，每周 2~3 次。

【实践思考】

（1）面对脾气不好、不予配合的老年人，应当如何处理？

（2）在对老年人进行主动训练时，照护者应如何更好地实施人文关怀？

【技能工单】

技能名称	主动全身运动	学时		培训对象	
学生姓名		联系电话		操作成绩	
操作设备		操作时间		操作地点	
技能目的	1. 掌握八段锦练习的内涵。 2. 能对老年人开展八段锦练习,维持其日常生活活动功能。 3. 能够接纳老年人的不良情绪和异常行为。 4. 能与老年人进行沟通和交流。 5. 能与医护、社工人员形成良好的合作。				
技能实施	操作准备	1. 2. 3.			
	操作流程	1. 2. 3. 4. 5.			
	整理用物	1. 2.			
	自我评价				
教师评价					

【活页笔记】

技能名称	主动全身运动	姓名		学号	
实践要求	结合任务实施流程，开展实践练习。两人一组分别学习八段锦和五禽戏，一人演练一人评价；完成后再交换角色并给予评价。				
实践心得体会					
反思与改进					
教师评价					

技能 33
执行兴趣爱好、活动（JZ-33）

【技能目标】

知识目标

（1）理解兴趣爱好、活动的具体内涵。

（2）理解兴趣爱好、活动对心理的影响。

（3）熟悉执行兴趣爱好、活动的流程。

能力目标

（1）能运用聆听、陪伴的方式安抚心理障碍老年人的情绪。

（2）能引导心理障碍老年人执行兴趣爱好、活动。

（3）能设计、选择合适的活动，增强老年人信心。

（4）能引导心理障碍老年人完成简单活动，维持基本的日常生活能力。

素质目标

（1）能够了解老年人的心理问题。

（2）在训练和照护中，能与心理障碍老年人进行沟通和交流。

（3）与医护人员、社工等形成团队，在训练和照护中有良好的合作意识。

【相关知识】

一、基本概念

兴趣爱好：兴趣爱好是个人力求接近、探索某种事物和从事某种活动的态度和倾向，是个性倾向性的一种表现形式。

活动：活动是为了达到某种目的而采取的行动。老年人活动是活动的一个分支，特指以老年人生活为内容形成的活动体系。

二、常用方法

1. 运动类

需要结合老年人情况选择运动项目，例如散步、慢跑、踢毽子、做操、乒乓球、门球、老年人保龄球、太极拳等。这些运动项目，有助于促进胃肠蠕动，在保持肌力韧性的同时可以放松心情，愉悦身心。

2. 棋牌类

棋牌游戏是老年人喜欢的休闲活动。例如象棋、军棋、跳棋、五子棋、纸牌、扑克、麻将、桥牌等。棋牌类活动既能促进老年人社会参与的积极性，又能锻炼智力，降低认知障碍发病的概率。

3. 文娱类

随着生活水平的提高，老年人对于文娱活动的需求得到了充分的释放，例如舞蹈队、模特队、合唱团、艺术团、体操队、广场舞队等。

4. 学习类

追求高雅的生活情趣，学习新的技能，培养新的兴趣爱好，能够让老年人晚年生活丰富多彩，展现老年人对生活的高品位追求，例如舞蹈、钢琴、葫芦丝、二胡、模特、摄影、歌唱、养生等。这些活动能够陶冶情操，增加生活乐趣，还能培养兴趣技能，拓展社交人脉。

三、注意事项

（1）活动设计前，应充分与老年人沟通，了解其生活习惯。

（2）活动选择需要符合老年人的爱好。

（3）活动设计应简单，避免复杂的步骤。

【技能导入】

张奶奶，72岁，卒中恢复后搬入养老院居住，能自己在公共区域步行。张奶奶以前喜欢跳广场舞，而生病后变得不爱交流，也不愿出门走动，虽然有跟其他人一起活动的意愿，但因担心大家会觉得自己有病，所以害怕参加集体活动。

【技能分析】

一、主要健康问题

（1）心理问题：张奶奶生病后变得不爱交流，也不愿出门走动，表现出一定的社交焦虑，甚至害怕集体活动，这可能与心理问题有关，需要进行心理干预和支持。

（2）运动问题：张奶奶以前喜欢跳广场舞，但是现在不爱出门走动，可能与卒中后身体状况的变化有关。身体的不适可能影响到她的日常活动和锻炼，需要医生和护理人员的专业指导和帮助。

（3）疾病管理问题：由于张奶奶曾患卒中，因此需要定期检查和治疗，以确保她的疾病得到及时管理和控制。此外，还需要考虑其他可能出现的慢性病和年龄相关疾病的预防和管理。

二、制订照护方案

（1）鼓励张奶奶参与养老院的活动，如书法、绘画、手工艺等，以满足她的社交需求，并且避免与其他老年人进行剧烈的运动。

（2）鼓励张奶奶继续保持步行锻炼的习惯，以保持身体健康，提高自信心和积极性。

（3）确保张奶奶有适当的医疗护理，例如定期进行身体检查和康复治疗，以保持身体健康和减少疾病风险。

（4）给张奶奶提供心理支持，鼓励她在需要时与照护人员交流，表达自己的感受，以便他们能够更好地理解和照顾。

（5）针对张奶奶害怕集体活动的情况，可以在安排活动时考虑以小组形式进行，或者找到其他感兴趣的老年人一起做活动，让她感到更舒适和自信。

（6）在房间或者室外为张奶奶提供跳广场舞的机会，以维持她的兴趣爱好，提高生活质量。

三、主要训练目标

（1）帮助张奶奶克服社交障碍。通过与她建立亲密的关系并提供支持，可以帮助她逐渐克服社交障碍。

（2）鼓励张奶奶积极参与社交活动。养老院可以提供一些适合她的社交活动，如广场舞、牌桌游戏、手工活动等。此外，也可以鼓励她参加户外活动，例如散步、参观等。

（3）帮助张奶奶恢复身体机能。可以给她提供康复训练或者物理治疗，以帮助恢复身体机能，更好地参与社交活动。

（4）帮助张奶奶克服心理障碍。可以向她提供一些心理咨询或者认知行为疗法，以帮助她建立积极的自我形象，并重拾信心。

【技能实施】

一、操作流程

```
                  ┌─ 操作     ┌─ 物品准备：具体训练过程中可能涉及的相关用具。
                  │  准备    ├─ 环境人员准备：安静熟悉的环境，具备基本技能的照护人员，老年人情绪稳定。
                  │          └─ 注意事项：老年人家属已与照护者签订训练方案同意书。
                  │
                  │          ┌─ 成员介绍：工作人员自我介绍。
                  │          ├─ 活动介绍：说明随后要开展的活动内容及程序。
          执       │          ├─ 活动目的：针对某一特定目的而设计老年人兴趣爱好。
          行       ├─ 操作    ├─ 活动活动内容：选择适合老年人的活动，具体活动内容可从上述常用方法中自由选择。
          兴       │  流程    ├─ 确定活动细则，如：时间、场地、人员。
          趣       │          ├─ 活动小结：总结今天活动实施情况，并赞扬老人当天的积极表现。
          爱       │          └─ 活动结束：提醒老人下次活动时间及地点，并引导老人离开活动场所。
          好       │
          活       ├─ 整理    ┌─ 将所有物品整理并消毒，摆放整齐。
          动       │  用物    └─ 护理员洗手，记录运动处方内容并获得书面认可。
                  │
                  └─ 注意    ┌─ 训练目标符合老年人爱好，能满足其日常生活所需。
                     事项    ├─ 活动设计前，应充分与老人沟通，了解其生活习惯。
                            └─ 活动设计应简单，避免复杂的步骤。
```

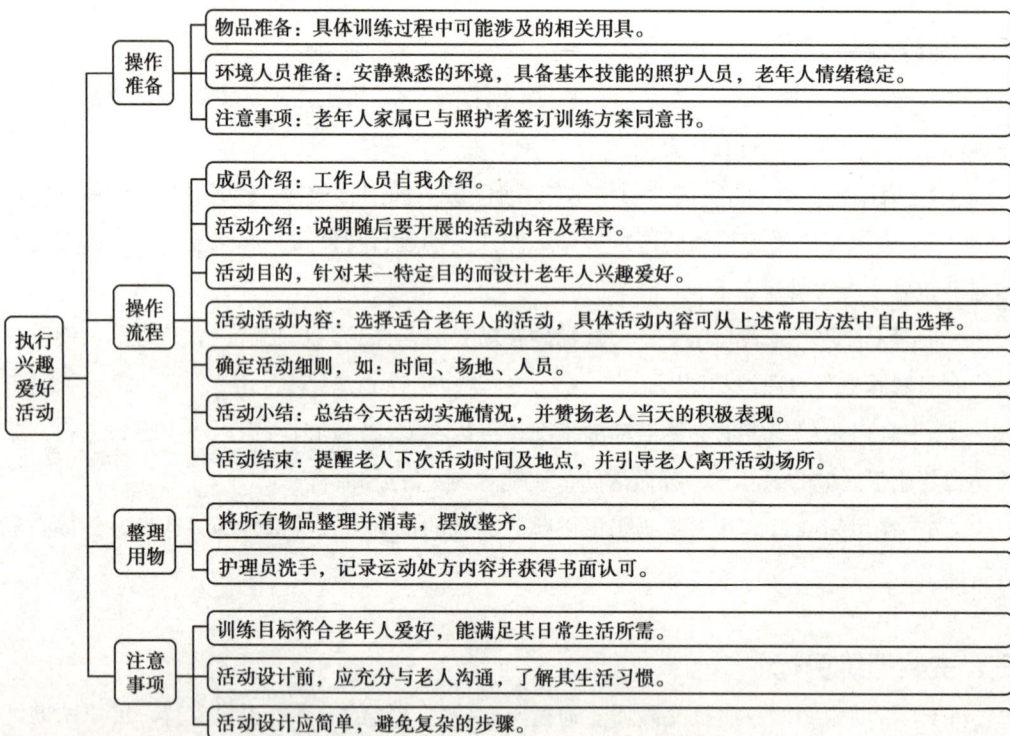

二、操作注意事项

（1）操作前熟悉老年人的行为习惯，根据老年人的认知程度、兴趣爱好、职业特征等制订老年人的训练方案。

（2）操作前评估老年人的身体情况、情绪状态和意愿，无意愿不可强迫。

（3）训练过程适当增加难度可刺激老年人的能力，但要避免因难度过大而引起焦虑情绪。

【实践思考】

（1）面对不配合的老年人，应当如何处理？

（2）在为老年人设计活动时，照护者应如何更好地实施人文关怀？

【技能工单】

技能名称	执行兴趣爱好、活动	学时		培训对象	
学生姓名		联系电话		操作成绩	
操作设备		操作时间		操作地点	

技能目的	1. 掌握兴趣爱好、活动的内涵。 2. 能设计、选择合适的活动，增强老年人信心。 3. 能够接纳老年人的不良情绪和异常行为。 4. 能与心理障碍老年人进行沟通和交流。 5. 能与医护、社工人员形成良好的合作。	
技能实施	操作准备	1. 2. 3.
	操作流程	1. 2. 3. 4. 5. 6. 7.
	整理用物	1. 2.
	自我评价	
教师评价		

【活页笔记】

技能名称	执行兴趣爱好、活动	姓名		学号	
实践要求	结合任务实施流程，开展实践练习。分小组进行活动设计和实施，实行组间互评。				
实践心得体会					
反思与改进					
教师评价					